医師が臨床する
珪素《けいそ》の力

神業!・長寿遺伝子のスイッチをオンにする珪素の光医療

編・監修：日本珪素医療研究会

プロローグ

水溶性珪素でよみがえる細胞とエネルギー

今、珪素がブームのようです。ようやくブーム、といっていいかもしれません。珪素の健康効果が認められ、水溶性珪素が誕生して約10年。はじめは誰にも相手にされず、「珪素？　何それ？」という時期が何年も続きました。

無理もありません。珪素は元素の1つで元素記号はSi、英語名はシリコン（silicon）、原子番号14（元素周期表で14番目）の鉱物です。シリコンといえば、半導体や太陽光発電パネル、レンズなどの工業用素材であり、およそ「健康」や「人間」とはかけはなれた印象があるからです。

原料の鉱物としては同じでも、工業用のシリコンと飲用の珪素では、目的に応じて組成も変わっているので、同じものとはいえません。元素である純粋な珪素は、われわれの体を構成する重要な成分であり、不可欠なミネラルです。そのことが日本でもようやく理解されるようになったようです。

そして今この物質が、難病や重病に苦しむ人たちに希望をもたらすとして注目されています。

含有量は決して多くありませんが、珪素がなければ全身のあらゆる機能がうまくいかなくなるといっても過言ではありません。骨は弱くなり、血管はしなやかさを失い、感染症やがんと闘う免疫力は衰えてしまいます。生きていくためのエネルギー生産にも支障が起きてしまうでしょう。

珪素は全身の細胞を作る最も基本的な物質であり、新陳代謝を司り、命をつなぐ様々な働きをする強力なサポーターです。

日本各地で、すでに多くの医療機関が珪素を治療に取り入れ、血流障害やがん、アトピー性皮膚炎、パーキンソン病、自閉症など様々な病気治療に利用され、よい結果を得ています。本書の3章に、そうした医療機関の医師たちによる現場の声を掲載しましたので、ぜひお読みください。

さて、珪素が人間の健康にとって重要な物質であることは、19世紀にすでに解明されていました。特に細菌学の祖であり、ワクチンを開発して予防接種を世に広めたパスツールは、「珪素は治療の世界で大きな役割をはたす」と語っています。これは現代に向けての予言だったかもしれません。

今日われわれは、こうした力を持つ珪素を存分に試す機会を得ています。健康に不安のある方、実際に難病や重病に苦しんでおられる方に、ぜひ水溶性珪素を試していただきたいものです。

ただし、本書をこれから読まれる皆様に予めお伝えしたいことは、珪素は万病を治す特効薬ではないということです。

病気になるほとんどの原因は栄養不足によるものです。珪素を多く摂ったからといって病気が治るわけではなく、身体に必要なすべての栄養素を一緒に摂ることで初めて、本書でご紹介するような奇跡的な症例が出てくると、われわれは考えています。

医師が臨床する珪素の力 ―― 目次

第2章 水溶性珪素の健康効果——骨、血管、抗酸化力、ミトコンドリア、免疫

第3章 医療の現場からの報告

第4章 水溶性珪素Q&A

第1章

珪素《けいそ》とは何か

地球上で酸素についで多い元素・珪素

珪素とはどんなものなのかご存じでしょうか。

おそらく多くの方がまだご存じないでしょう。珪素とは何か。それが人間にとってどのような物質なのか。何か役に立つものなのか。まだまだ認知されていないのが現状かもしれません。

珪素は今まさにブームになりつつある物質で、医療関係や健康に関わる業界では、すでに大きなムーブメントになりつつあります。現代人の健康に関わる問題を解決し、多くの難病を克服する可能性を秘めている物質として、すでに日本各地の医療機関で使用され始めています。

その具体的な働きはのちに述べるとして、まず珪素という物質の基本情報をご紹介します。

珪素、硅素、ケイソ、ケイ素、など色々な表記があります。本書では土の王様と書く「珪素」と記すことにします。

珪素はこの宇宙に存在する元素の1つで、元素記号はSi、原子番号は14、別名シリコン。地球上では酸素についで2番目に多い元素で、自然界では土や岩などに含まれる鉱物（ミネラル）の一種です。地球そのものの主要成分といっていいでしょう。

ちなみに宇宙全体では一番多いのが水素、地球の大気中に最も多く含まれるのが酸素、地殻に最も多く含まれるのが珪素です。

珪素は自然界では通常単体では存在せず、酸素と結びついて珪酸（二酸化珪素など）になっていることが多いのですが、加工技術によって純度を高めたり、他の物質との化合物にするなどして利用されています。

藻類の化石から石英、水晶、そして珪素へ

珪素は鉱物、すなわちミネラルの一種ですが、地球上に存在する珪素は、太古の昔の藻類が化石となってできたものです。

藻類とは主に淡水や海水に生息する細菌やバクテリアなどの微生物、プランクトン

から昆布、海苔などの海藻まで含む多系統の生物で、光合成をするという共通項を持つ、主に水棲の生物です。これら藻類の中でも珪藻と呼ばれる植物性プランクトンが、海底や湖底、土壌などに堆積し、長い年月を経て層をなし、化石となりました。藻類はやがて珪酸となりガラス質になります。そのため固体の珪素も透き通ったガラス質の物質であり、純度が高いほど透明で美しい結晶になっています。

珪素が一番多く含まれている鉱物が石英であり、その中でも純度99％以上に成長したものが水晶です。他にもラジウム鉱石、トルマリン、麦飯石、ブラックシリカなど何らかの効能を持つ石の多くは、95％以上の比率で珪素を含んでいることがわかっています。

水晶に健康効果があるということに不思議な印象を持たれる方も多いでしょうが、そのもとをたどると藻類ですから、さらに不思議です。

珪素は人体の構成要素・必須栄養素

地球の地殻の主な構成要素である珪素は、土や砂、石、岩など大地を形成する物質です。自然界においては、珪素は単体ではなく、酸素と結びついた二酸化珪素として存在しています。その大地をたがやした畑で育った野菜などの植物には、根から吸い上げた珪素が含まれています。

その珪素はどこへ行くのかというと、第3の栄養素といわれる植物性の食物繊維の主成分になります。野菜などの植物を食料とする動物の体にも、やはり珪素が含まれています。

もちろん人間も同じです。われわれ人間が、体によいからと食べている食物繊維には珪素が多く含まれています。

つまり地球の構成要素である珪素は、大地に育つ植物とそれを食べる人間の体を作る重要な構成要素でもあるわけです。人間にとって、珪素は必須栄養素であり、欠くことのできない重要なミネラルです。

それでは人間の体では、どこに珪素が存在するのかというと、毛髪、爪、骨、筋肉、脳、腎臓、肝臓、胸腺、血管、皮膚など全身のあらゆる臓器や組織です。またのちに詳しく述べますが、細胞内部のミトコンドリアの材料になり、働きを強化したりしています。

全身に分布する非常に基本的な物質であるため、かえって注目されにくく、あって当たり前な物質でしたが、その重要性は全身に影響します。特に忙しく不規則な生活を送る現代人は、いつ健康でなくなるかわかりません。今こそ珪素に着目し、意識して摂取すべき栄養素だといえるでしょう。

偉人たちも指摘していた珪素の重要性

珪素という物質と人類との関わりの歴史を紹介しましょう。

初めて珪素という物質を発見したのは、18世紀のフランスの化学者アントワーヌ・ラヴォアジエです。彼は酸素という物質の存在を発見し、質量保存の法則を発見するなど様々な功績で「科学の父」と呼ばれた人物です。そのラヴォアジエが、珪素を「シリコン」として発見したのが1787年です。

のちにこの物質は純粋な単独の珪素ではなく、珪素の化合物であることがわかり、その後、化合物から珪素が単離されます。これに成功し、純粋な珪素の存在を世に知らしめたのがスウェーデンのベルツェリウスです（1810年）。シリコンという名称は珪石（シリックス）に由来します。

19世紀、ワクチンの開発や予防接種を唱えたフランスの細菌学者ルイ・パスツールは、「珪素は治療の世界で大きな役割をはたす」といっています。

また20世紀になって、性ホルモンの研究でノーベル賞を受賞（1939年）したドイツの生化学者アドルフ・ブーテナントは、「珪素は、今日も太古の昔も、生命の発生に決定的に関わり、生命の維持に必要不可欠なものである」と述べています。

博士はコロンビア大学で人が最適な健康を守るための方法について研究し、数々の実験を通して、「人は様々な食料から栄養を補給しなければならない」と述べたことでも知られています。珪素は生命にとって最も根源的な栄養素であり、そうしたものを補給しなければならないことを科学的に解き明かしたのです。

科学雑誌ネイチャーに掲載「珪素の成長促進効果」

その後、珪素と人の健康との関わりが次第に明らかになっていきます。

当初珪素は、岩石などに大量に含まれていることからも、栄養とは程遠い物質だったので、人間への健康効果などは考えづらかったようです。実験に使う場合も、珪素を動物の体内から検出したり、欠乏状態を作ることは困難でした。

しかし1811年、科学者のフールクロアとボークランが、ヒトの骨に珪素が存在することを初めて明らかにしました。

今日では珪素が人間にとって必須栄養素であること、不可欠なミネラルであることがわかっています。しかしそのことが科学的に世界で認められたのは、比較的最近のことです。

カリフォルニア大学ロサンゼルス校（ＵＣＬＡ）の研究者クラウス・シュバルツ博士とデヴィッド・Ｔ・ミルトン博士は、珪素が不足したラットが、体重増加において支障があることを突き止め、珪素が成長の促進に影響を及ぼすことを証明しました。

この論文は、世界的に権威のあるイギリスの科学雑誌ネイチャーに掲載されました（1972年）。

今日では、珪素は全身のあらゆる組織、臓器に存在することがわかっています。特に骨には多く含まれ、成長の盛んな部分に多いことから、珪素は骨が成長、成熟するために重要な働きをしていると考えられています。

珪素が不足すると骨やコラーゲンに異常が起きる

動物実験では、珪素が欠乏した動物には様々な問題が生じることがわかっています。たとえばニワトリを珪素不足の状態で飼育すると、とさかや皮膚粘膜、脚部の蒼白などが見られ、頸部肉垂が減少、関節の形成不全、頭がい骨の異常など様々な成長障害が起きることがわかりました。

ラットにおいても珪素不足の状態が続くと、骨の成長障害、化骨や骨皮質の異常など様々な成長障害が起きます。

こうした科学的な実験が繰り返され、珪素の重要性が解明されるようになり、人間にとっても珪素は必要不可欠な栄養素であることがわかってきたのです。

これまでの研究で、人間の体において珪素不足が続くと、次のようなトラブルが起きやすいことがわかっています。

・骨粗しょう症の進行、骨粗しょう症からくる骨折
・爪が割れる
・切れ毛、白髪、薄毛
・老化の進行による皺、しみ
・片頭痛
・静脈瘤、動脈硬化
・ＥＤ
・認知症の進行、悪化　など

珪素は全身の組織、臓器の材料なので、珪素不足は多種多様の健康問題の原因、あるいは誘因、遠因になっています。逆に考えれば、珪素を意識して摂取することで、こ

うしたトラブルを未然に防ぎ、病気回避、健康回復につなげることができるというわけです。

強い抗酸化力が病気の原因を除去

珪素が人間のあらゆる組織、臓器の成分であり、不足が様々な病気や健康問題、老化の原因になると述べてきました。加えて珪素には、化学的な作用として強い抗酸化力があることをご紹介しましょう。

抗酸化力とは、あらゆるものが酸化するのを抑える力です。酸化とはよく鉄などのサビにたとえられますが、実際にも同じで、物質がサビて劣化、老化する現象です。

近年、活性酸素の害がよく語られるようになったので、ご存じの方も多いでしょう。酸素は重要な物質ですが、同じ酸素でも電子の過不足で不安定になった活性酸素は、人間の体の様々な箇所を傷つけ、病気や老化の大きな原因になってしまいます。

なぜ活性酸素などという悪い物質が存在するのでしょう。その基本となるのが、呼吸です。われわれ人間が呼吸によって酸素を体内に取り込むと、その多くは代謝のために使われます。ごはんやパンなどで食べた糖をブドウ糖に変えたり、肉や魚、豆などのタンパク質をアミノ酸に分解するなど、栄養をエネルギーにしたり蓄えたりする時に酸素が必要なのです。しかし酸素の一部は、自動的に活性酸素に変化してしまいます。他にも、紫外線や人工的な化学物質、電磁波などでも発生します。

のちに詳しく述べますが、たとえばがん、糖尿病、動脈硬化などの生活習慣病は、活性酸素が細胞、あるいはその中にある遺伝子を傷つけることが病気の引き金になっています。

こうした病気を防ぐには、生活習慣を変えて活性酸素があまり発生しないようにすること、そして抗酸化物質、つまり酸化を防ぐ物質を積極的に補充して、活性酸素による酸化を防ぐことです。

そして本書で紹介している珪素は、強い抗酸化力がある物質であり、全身の臓器、組織が活性酸素で酸化されるのを防ぐことができるのです。

つまり珪素は、繰り返すと人間のすべての組織、臓器の構成要素であり、そのための必須栄養素です。加えて様々な生活習慣病の引き金となる活性酸素の害を防ぐ抗酸化物質であるということです。

珪素ががんに効果があることを発表したのは、オーストラリアの植物学者リヒャルト・ヴルフートです。彼は珪素が含まれている植物・スギナをお茶として飲めば、スギナに含まれる珪素が細胞を活性化し、がんの成長を抑え、がん細胞を破壊してしまうことも可能だと発表しました。

しかし珪素の重要性、必要性が本格的に語られるようになったのは、21世紀になってからといっていいでしょう。

日本人の死因の多くは生活習慣病

先進国では高齢化が進み、病院通いをする人が非常に多くなりました。環境悪化も進み生活は複雑化し、健康維持が難しくなってきたからでしょうか。医学は発達していますが、難病はむしろ増えているといっても過言ではありません。日本も例外ではありません。

日本は世界一の長寿国であり、本来は健康的で理想的な生活をする国だったと思われます。しかし現実は、高齢者のほとんどが何らかの病気で病院通いをしており、寝たきりの人は2010年で170万人を超えています。長寿といっても、医療技術の進歩で、人はなかなか「死ななくなった」のであって、健康で長生きなのではないのです。

日本人の死因の主なものはがん、脳梗塞や心筋梗塞などの血管障害、肺炎です。この3つがワースト3で、以下老衰、事故、自殺と続きます。何ともやりきれないランキングです。

さてこれらの死因の1位と2位であるがんや血管障害は、生活習慣病といわれています。生活習慣の中に病気の原因がある。いいかえれば、生活習慣をあらためれば病気にならない、ということです。つまり日本では、防げる病気で亡くなる人が多いということではないでしょうか。

もちろん永遠の命はありません。いつか人は死ぬ運命にあるのですが、生活習慣が原因であることや、長生きは医療による半ば不自然な結果というのは、あまり喜ばしい状況とはいえないでしょう。

巷には健康情報があふれかえり、テレビをつければ健康番組、健康グッズ紹介番組、猫も杓子も健康のために何かしらしている現代日本で、なぜこのようなことになるのか。何か根本的な間違いがあるのではないか。そんな気がしてきます。

こういう時代だからこそ逆に、珪素のような基本的でオールマイティなものが求められているのかもしれません。

積極的に摂りたい珪素の豊富な食べ物

本来栄養素とは、食事を通して摂取するものです。珪素も同様で、土壌から珪素を吸い上げた野菜、それを食べて育った動物を食べて、人間は必要な量の珪素を吸収し、体内に蓄えます。

現代人は、がんや糖尿病、動脈硬化など、生活習慣病の危機にさらされています。抗酸化物質である珪素の豊富な食品をたくさん食べて、活性酸素の害をできるだけ減らしたいものです。

珪素が多く含まれる食品としては、昆布やわかめなどの海草、玄米、大麦、ひえ、あわなどの全粒穀類、大豆などの豆類、ごぼう、パセリ、大根、人参などの野菜類、あさり、はまぐり、カキなどの貝類が挙げられます。

よく100グラム当たりの含有量をもとに「珪素が豊富な食品」の表がありますが、たとえば昆布を100グラムも食べることは無理があったり、大根100グラムなら簡単だったりと実食にそぐわないことがあります。

こうした表は科学的ではありますが、あくまで参考にして、なるべく野菜を多く食べる、穀類はできれば玄米や雑穀入りのもの、海草や豆類などを意識して食べるなどするといいでしょう。

実際に日本人がどんなものから珪素を摂取しているかを調べた調査が次ページの円グラフです。

野菜からの摂取が一番多いのは、やはり現実に食べる量が多いからでしょう。意外

食品群別珪素摂取推定量

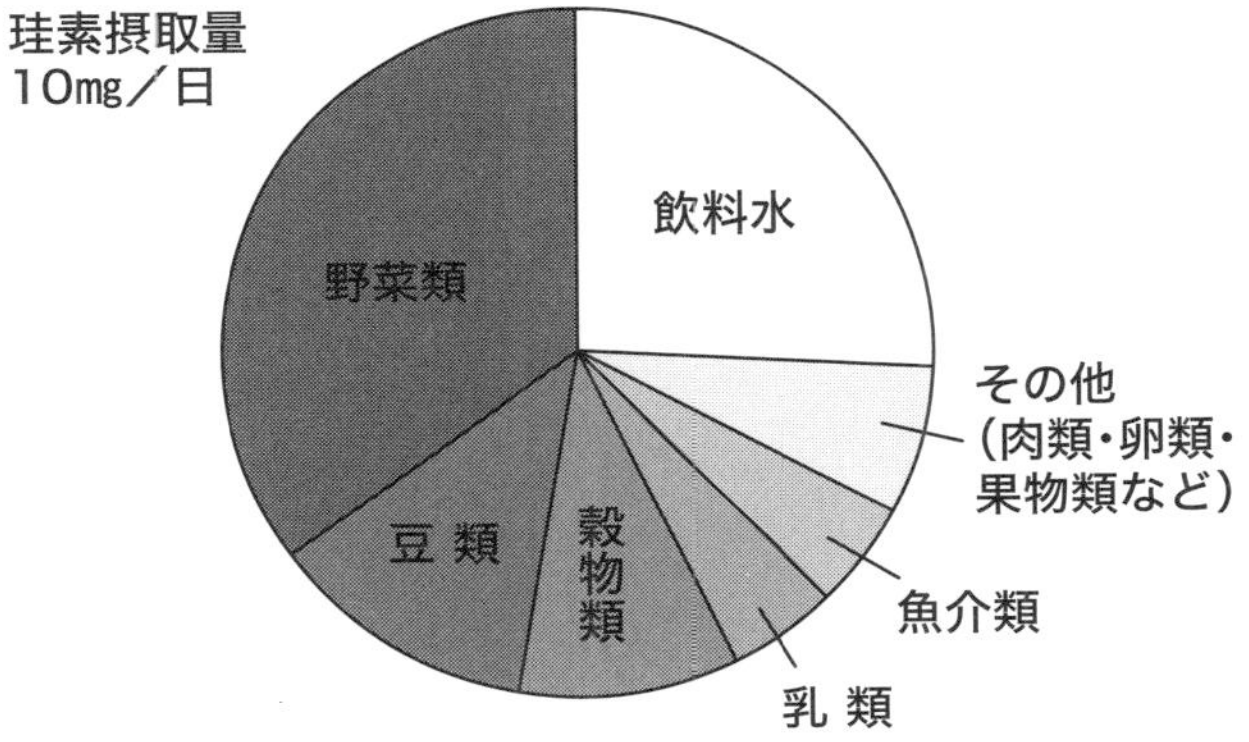

(資料)寺岡ら：栄養と食糧　34:221,1981

なのは飲料水からの摂取が多いこと。水にも土壌からのミネラルが溶けているということでしょう。

食品別にみると以上のような結果ですが、もっと単純にいえば、食物繊維をたくさん食べるようにすればいいのです。食物繊維は、成分に珪素を豊富に含んでいます。海草、野菜、豆類、穀類は食物繊維が豊富です。

ただし食品や水からの摂取に関して、少し不安を感じる方もおられるでしょう。食の安全という問題があるからです。

ユネスコ世界無形文化遺産「和食」の現実

２０１３年12月、日本の食事「和食」が、ユネスコの世界無形文化遺産に登録されました。富士山に並ぶ快挙、世界的な名誉として日本中が沸き立ちました。

健康的で日本人の長寿を支える食事、季節感があり美しい料理、歴史と文化を反映した食習慣など内外から賛辞が寄せられていますが、疑問の声も聞かれます。

一食何万円もする一流料亭の食事を別にすれば、普通の日本人の食事の食材の多くは輸入に頼っていること。自炊の場合、お米と野菜は何とか国産で賄えるとしても、調味料である味噌や醤油の原料大豆は輸入ものがほとんどです。肉や魚介類も輸入ものが多くなっています。外食で食べる和食は、自炊よりはるかに輸入ものが多いようです。そもそも食料自給率40％の和食が世界無形文化遺産というのは、果たしてどうなのでしょう。和食といっても現実はお寒い限りです。

また国産ものにしても、食品の多くが昔のものとは栄養の中身が変わっていることをご存じでしょうか。

たとえば野菜。昔の野菜と今の野菜では栄養価が全く違うといいます。文部科学省が発行している『日本食品標準成分表』で昔の野菜と今の野菜を比較すると、ビタミンやミネラルの含有量が激減しているようです。昔の農業と今のそれでは全く違っているということです。今日、自分では十分に野菜を食べているつもりでも、実際は野菜から摂れるはずの栄養は摂れていないのです。

原因は品種改良や痩せた土壌、化学肥料や農薬に頼った栽培など色々あるようです。しかし決して農家が悪いわけではありません。そういう野菜を、旬に関係なくコンスタントに提供することを、日本経済と消費者が望んだのです。農業が産業であり経済活動である以上、需要のあるものを生産するのが当たり前です。

こうした経済優先の農業に疑問を感じた人たちが、有機農業を始め、それを販売する自然食品店も増えています。またスーパーなどでも有機野菜が売られるようになってきました。

ただし有機野菜は、そうでない野菜よりかなり高価です。健康は気になるけれど、全部有機野菜は無理、という人の方が多いのではないでしょうか。

環境ホルモン疑惑はどうなった？

野菜以外にも心配な食べ物はあります。たとえば肉です。

豚、鶏、牛などの家畜は、いずれも人工的な環境で人工的なエサを食べて育ちます。本来のエサとは異なる飼料で、急激に大きくなることを強いられます。病気を防ぐ抗生物質、成長を促進するホルモン剤などを投与され、短い期間で成長した家畜は、果たして正常で健康な動物なのでしょうか。

一時話題になった環境ホルモンは、消えてなくなったわけではないはずです。

環境ホルモンは、より意味に合った名称が内分泌かく乱物質といいます。内分泌とはエストロゲンなどの性ホルモンや副腎皮質ホルモンなど、体内の微妙な活動を調節しているホルモンを出す働きです。

この働きが、体外から入ってくる化学物質によって乱れ、異常を来すことから、内分泌かく乱物質という言葉が出てきました。たとえばアメリカの一部の川にすむ魚やワニのメス化など、生殖機能に問題が発生していることが指摘されています。

家畜に投与される成長ホルモン剤は、それそのものが内分泌かく乱物質であるという指摘があります。これによって牛は短期間で成長し早く出荷することが可能になり、乳牛は搾乳量が倍増するなど、極めて不自然な動物になっています。

鶏も成長ホルモンによって、出荷までの期間が通常の半分に短縮できるといわれています。

そうした不自然な動物の肉を、われわれ人間が日常的に食べて問題はないのでしょうか。多くの研究者が問題提起していますが、経済最優先の国のほとんどがこうした状況を見て見ぬふりをしています。

生物濃縮された汚染物質を人間が食べる

魚も実は不安がいっぱいです。肉とは少し違い、天然ものと養殖もので事情が異なります。

養殖ものは前述の家畜と同じで、人工的な飼育環境が及ぼす影響が心配です。

一方、天然ものは海洋汚染が問題です。水銀、カドミウム、ＰＣＢ、鉛、ダイオキシンなど有害重金属が魚類を汚染しています。これらは自然界における環境ホルモン（内分泌かく乱物質）です。

最近では原発事故の影響で、海に流れ込んでいる放射線物質が魚介類にどんな影響を与えているか心配されています。これまで汚染のレベルは基準値以内という発表ばかりでしたが、多くの人が疑問視しています。

これらの化学物質は、活性酸素を発生させる代表的なものです。

特にマグロやサメ、クジラなど、海洋における食物連鎖の上位にいる生物は、化学物質が体内に蓄積される「生物濃縮」という現象にさらされているのですが、それに関して、注意喚起があまりなされていません。時々思い出したように「重金属の害を防ぐために、妊婦はこうした魚類を食べすぎないように」といった報道がなされることがあります。一体何に配慮しているのか、どんな団体に遠慮しているのかわかりませんが、そんな程度でいい話なのでしょうか。

肉も魚も、含まれている化学物質は明らかに有害であり、活性酸素を発生させます。

それを除去するために肝臓が働き、そこでまた活性酸素が発生します。野菜はビタミンが豊富で、本来であれば抗酸化物質になる食物なのですが、栄養価が下がった野菜にはそうした期待はあまりできません。

そして加工食品や外食にいたっては、何が含まれているのかわからないものが多いのが現状です。

珪素の抗酸化力が現代の生活習慣の問題を解決

忙しい現代人の生活も、活性酸素を増やすといわれています。

仕事に追われ、時間に追われて睡眠不足になると、活動量に比して酸素の取り込みが増えます。すると活性酸素は多く発生します。一説によると、取り込んだ酸素の2％が活性酸素になるといいます。

たくさん働くと疲れがたまり、睡眠不足は疲労回復を妨げますが、抗酸化力も低下します。マイナスの相乗効果です。

忙しくて満足な食事をしなければ、抗酸化物質となる野菜などの食品も摂れなくなります。その上加工食品や外食ばかりだと、それに含まれる添加物などの化学物質で活性酸素が発生します。

こうした生活はストレスもたまるでしょう。緊張が続き神経をすりへらすストレスは体と心の危険信号ですので、脳がこれに対抗するためにコルチゾールというホルモンを分泌させます。コルチゾールは血糖値を上げ血圧を上げ、ストレスに打ち勝とうとしますが、その後大量の活性酸素が発生すると考えられています。用を終えたコルチゾールが分解されると、ヒドロキシルラジカルという最強の活性酸素になるからです。ストレスががんなどの病の原因になるのは、最強の活性酸素が細胞や遺伝子を傷つけるからだといいます。

それでは、ストレス解消のためにお酒を飲み、リラックスするためタバコを吸うのはどうでしょう。

説明の必要がないかもしれませんが、お酒のアルコールはもともと有害ですし、アルコールを肝臓で分解するときに活性酸素が発生、分解しきれずアセトアルデヒドという毒素に変わります。タバコのニコチンやタールも極めて毒性が強く、活性酸素を発生させ、抗酸化物質であるビタミンを破壊します。

お酒やタバコは、たしなむ人にとっては多少のリラックス効果はあるでしょうが、マイナスの要素が多すぎます。

以上のように現代人をとりまく環境は、食事も生活習慣も活性酸素があふれています。これでは体に備わった抗酸化力や食事で取り込む抗酸化物質だけでは、なかなか太刀打ちできるものではありません。より強力で、かつ心身に優しい抗酸化物質を補充する必要があります。

繰り返しますが珪素こそ、現代人にとって必要不可欠な抗酸化物質です。珪素そのものが活性酸素によって傷ついた心身を細胞レベルで回復させ、活性酸素を除去してくれます。

体内の珪素含有量は、加齢に伴って次第に減少していきます。抗酸化力もだんだん低下していきます。食品からの摂取だけでは、十分とはいえないのではないでしょうか。

ドイツでは必須栄養素として常識

日本ではまだ、珪素の健康効果について知っている人は少ないかもしれません。しかしヨーロッパでは、珪素は必須栄養素としてかなり前から認知され、サプリメントとして飲んでいる人がたくさんいます。

特にドイツでは、珪素は最も人気があり、長い間一番売れ続けているサプリメントです。常備している家庭も多く、一家に1つの栄養剤といった感じだそうです。

もちろん売れているから効果があるとは限りません。「サプリメントなんて流行りすたりが激しいし、気休め程度」と思われる人もいるでしょう。

しかしドイツでは、サプリメントというものの意味合いが日本とはまるで違います。「サプリメントは医薬品に準ずるもの」「栄養として必要不可欠なもの」であり、効果が不確かだったり、はっきりしないものではありません。そんなあやふやなものを、倹約家のドイツの人はお金を出して買おうとはしないのです。

ドイツは世界でもトップクラスの医学の国ですが、西洋医学、現代医学がすべてというわけではなく、大昔からあるハーブや薬草を使った民間療法も一定の評価を受けています。風邪をひいた時には、病院に行くより「おばあちゃん、おじいちゃんの風邪薬」といった感じで、ハーブをお茶にして飲んで治そうとします。風邪はそうすることで治るとわかっているのだから、わざわざ混んだ病院へ行ってお金を払うことはないと考えるのです。

日本でも風邪をひいたら、生姜湯や玉子酒を飲むなどして、温かくして寝ていれば治るという養生法があります。しかし現代人の多くは、風邪をひいたら薬局か病院へ行くのではないでしょうか。

ドイツでは、必ずしも薬である必要はない。身近なものでいい場合はそれで治す。栄養レベルで何とかなるならサプリメントを飲む。ただし医学でなければ治せないものは病院、と合理的に考えるのです。

世界一厳しい「レホルム基準」に合致する珪素

合理的で倹約家の国ドイツのサプリメントには、世界で最も厳しい基準があり、これに合格しなければ販売することはできません。汚染されていない自然の原料を使い、WHOの定める医薬品製造工程基準を守り、臨床試験によって医学的な裏付けをとることが義務付けられています。まさに「医薬品に準ずる」厳しい基準をクリアしたサプリメントなので、消費者の信頼が厚く、実際に効果もあるというわけです。

この世界一厳しい基準を「レホルム基準」といい、ドイツの人々の信頼のもととなっています（レホルムとは改善、改革という意味）。

そんな国で珪素のサプリメントは人気があり、長く売り上げナンバーワンです。ドイツの人々は、珪素が健康にとって不可欠なものであることをよく知っているようです。そうした人々が選んでいるのですから、珪素という物質は信頼に足るといえるでしょう。

日本ではどうでしょう。サプリメントは薬ではないから、効能を記すことが禁じられています。「元気な目覚めのために」とか「生き生きしたい人の」などという漠然とした言葉が並ぶだけで、何に効くのか、どれを選べばいいのかさっぱりわからない。逆にいえば、効果がなくても売ることができます。これでは信頼できるサプリメントをみつけるのは困難です。

水溶性珪素でなければならない

現在、日本でも徐々にブームになりつつある珪素ですが、日本のようなサプリメントに関してルールのない国では、たくさんある珪素製品の中から、どれを選べばいいのか、どうやって選べばいいのかわからないという話を聞きます。もっともな話で、インターネットを見ると膨大な量の珪素サプリメントがヒットし、どれも「これは効きます」「これに限ります」と主張しています。

確実にいえることは、「珪素は水溶性でなければ効かない」ということです。

珪素は自然界には大量に存在し、地殻、つまり地球本体の6割は珪素でできています。ただし珪素が単体で存在するのではなく、多くは酸素と結びついた二酸化珪素、あるいは珪酸塩という化合物になっています。

この珪素が最も多く含まれている物質が、本章の冒頭で紹介した石英、その大きな結晶である水晶です。

水晶から珪素を取り出すにはどうするかですが、細かく砕いてパウダー状の粉末にしても、残念ながら体には吸収されません。胃腸を通過して排泄されてしまいます。その経過でひょっとしたらお通じをよくしてくれるかもしれませんが、体内に吸収されるためには、分子レベルで細かくする必要があります。

珪素のサプリメントの中には、珪素を微粉末にした製品もあるようですが、体内に吸収されなければ効果は限られたものになります。漢方では微粉末にして他の生薬をブレンドして使うようです。おそらく他の生薬が体内で働き、珪素は消化器を通過することで得られる効果と推察されます。

しかし現代人にとって必要な珪素は、全身のすみずみの細胞に届き、細胞の材料となり、抗酸化力を発揮するものでなければなりません。

誰にも見向きもされなかった珪素

そこで考えられたのが、水晶石を高温で熱してガス化するという方法です（本書の3章で、水溶性珪素の生みの親である金子所長が、自ら開発の経緯を語っています）。

水晶のような硬い鉱物をガス化するなどということが可能なのかといえば、もちろん可能です。およそ物質というものはすべて固体、液体、気体に変化します。いわゆる「物質の三態」です。水晶も常温では固体ですが、1400度を超えると溶け（融点）、2000度でガス化（沸点）します。

純度の高い水晶を、2000度を超える高温で熱し、発生したガスを特殊な方法で回収し、不用な物質をろ過して純水に溶かし、籾殻《もみがら》を特殊加工したフィルターを通します。この方法で珪素は、純粋かつ体内に吸収されやすい細かい分子状態の水溶性珪素になります。

こうして誕生した水溶性珪素ですが、金子所長も語っているように、10年前には日本では全く知名度がなく、誰にも見向きもされませんでした。そこで金子所長は、周囲で病気に苦しんでいる人に無償で飲んでもらい、効果を確かめていきました。

するとそうした中に健康を取り戻す人が現れ始めました。中には難病で回復の見込みがない人、余命宣告を受けた人もいて、そこから元気になった人は水溶性珪素の応援団になりました。そうした人たちが口コミで、水溶性珪素を広めていったのです。

最も必要とする部分に効く

世の中には膨大な数の健康食品やサプリメントがあります。ビタミン類やミネラル類、漢方薬系、民間療法の薬草、キノコなどがそれです。

これらの多くは、「貧血に効く」「がんに効く」「痩せる」「お肌がきれいになる」「目がよくなる」「関節の栄養になる」など、ターゲットとなる病気や健康問題、美容問題があります。

確かにこうしたものを摂取する以上、目標となる問題や到達点がある方がわかりやすいのは確かです。

しかし水溶性珪素は全身の細胞に存在する物質であるため、目標を絞り込んでいません。前述の「貧血に効く」「がんに効く」「痩せる」「お肌がきれいになる」「目がよくなる」「関節の栄養になる」であれば、すべて当てはまってしまいます。

そのため「何にでも効くっていうことは、何にも効かないっていうことじゃないか」といわれることがありますが、そうではありません。

水溶性珪素は、実際にどのような臓器、組織にとっても重要な成分であり、多彩な効果を持っています。したがって、これを摂取する人が最も必要とする部分に効くといっていいでしょう。

珪素は、本来全身のあらゆる組織、臓器を構成する物質であり、健康な人なら、珪素の保有量も、抗酸化力などの機能的にも充分です。万全の健康状態にある人には、水溶性珪素はあまり意味がないかもしれません。

水溶性珪素は、直接血液を増やしたり、がん細胞を叩いたり、病原菌を殺したり、脂肪を減らしたりすることはできません。その代わり、血液を作る骨の材料になり、血管を修復し、胸腺や腸を構成して活性化し、免疫細胞を増やし、働きを強化し、代謝を司る脳細胞の材料になるなど後方支援が中心です。

また特徴としては、2章以降に詳しく述べますが、細胞内のミトコンドリアを活性化させることが挙げられます。

病気や老化、何らかの健康問題があるということは、その箇所にトラブルが発生し、細胞が傷つき、自然治癒が難しくなっていることを意味します。そこで細胞の材料になり、傷ついた箇所を修復するというオールマイティな働きを持つ水溶性珪素が役に立つのです。

日本珪素医科学学会・日本珪素医療研究会。専門家と現場の医師による実践と研究

たくさんある珪素製品の中で、どれがいいか選ぶなら、珪素は水溶性でなければならないとご説明しました。

次に重要なことは、その珪素の効果に関する裏付けが科学的データとしてあるかど

うかです。免疫力の向上、血流改善、安全性などに関する正当な試験がきちんと行われ、そのデータが公開されているかどうか。実際に医療現場で使用されているとしたら、どんな患者さんにどんな効果がみられたかがわかっていて、公開されていることが肝要です。

日本には2008年に日本珪素医科学学会、2012年に日本珪素医療研究会という専門の学会が設立され、現役の医師、大学などの学者らが珪素による医療を実践・研究し、情報交換をしています。定期的に開催される学会には、新しい症例や研究データが集まり、水溶性珪素の可能性が論じられています。2014年7月には、糖尿病患者が1億人いるとされている中国にも、中国珪素医科学学会が設立されました。

日本珪素医科学学会のホームページを見ると、これまでに開催された学術研究会の模様が動画で公開されているので、誰でも視聴し参考にすることができます。本書を手に取り珪素に興味を持たれた方は、ぜひインターネットで日本珪素医科学学会、日本珪素医療研究会を検索し、学者や医師たちの研究発表をご覧になってください。これらの会の運営は法人会員、賛助会員、個人会員や協賛企業の出資のもとに行われて

医師及び学識者だけの

日本珪素医療研究会

現代医療で治癒できない患者に１週間試してみよう

全国８都市で開催予定

第１回臨床発表会は、大阪で開催しました。
第２回臨床発表会は、東京で開催しました。
第３回臨床研究会は、京都で開催しました。

～一流シェフが創作する旬の料理を同志で堪能～
～治療事例などを語り、患者への活用を学ぶ～

■会費不要（全額協賛企業、団体の負担となります）

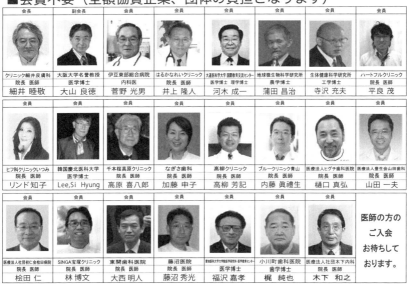

会長	副会長	会員	会員	会員	会員	会員	会員
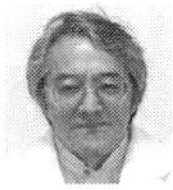	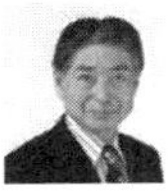	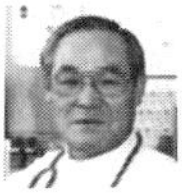	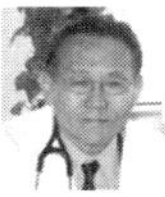	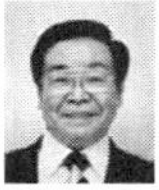	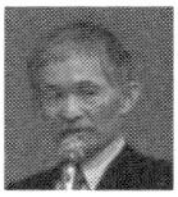	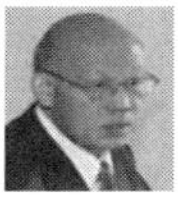	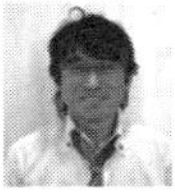
クリニック細井皮膚科	大阪大学名誉教授	伊豆東部総合病院	はるかなれいクリニック	大連医科学大学 国際教育交流センター	地球微生物科学研究所	生体健康科学研究所	ハートフルクリニック
院長　医師	医学博士	内科医	院長　医師	医学博士　理学博士	農学博士	工学博士	院長　医師
細井 睦敬	大山 良徳	菅野 光男	井上 隆人	河木 成一	蒲田 昌治	寺沢 充夫	平良 茂

会員	会員	会員	会員	会員	会員	会員	会員
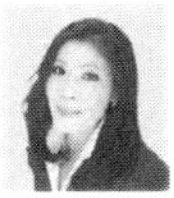	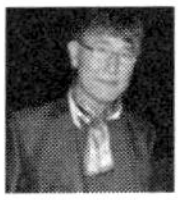	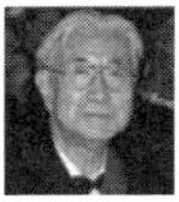	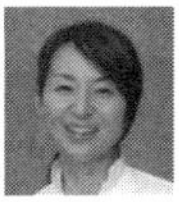	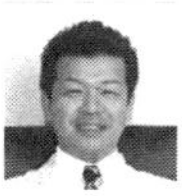	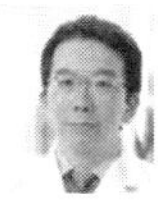	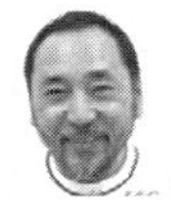	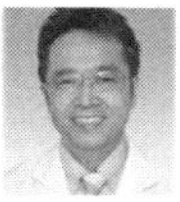
ヒフ科クリニックいつみ	韓国慶北医科大学	千本桜高原クリニック	なぎさ歯科	高柳クリニック	ブルークリニック青山	医療法人ヒグチ歯科医院	医療法人豊生会山田歯科
院長　医師	医学博士	院長　医師	院長　医師	院長　医師	院長　医師	院長　医師	院長　医師
リンド知子	Lee,Si Hyung	高原 喜八郎	加藤 申子	高柳 芳記	内藤 眞禮生	樋口 真弘	山田 一夫

会員	会員	会員	会員	会員	会員	会員	
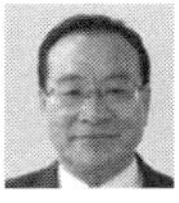	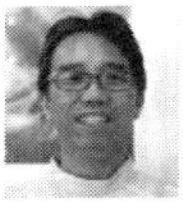	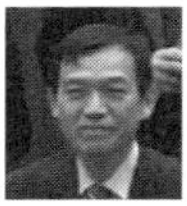	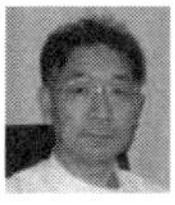	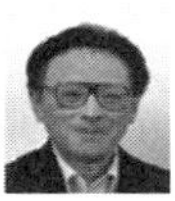	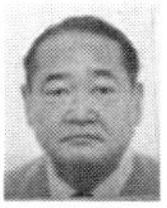	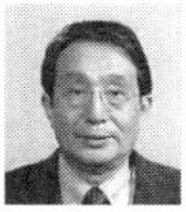	医師の方の ご入会 お待ちして おります。
医療法人社団初仁会桧田病院	SINGA宝塚クリニック	東開歯科医院	藤沼医院	愛知医科大学大学院医学研究科・医学教育センター	小川町歯科医院	医療法人社団木下内科	
院長　医師	院長　医師	院長　医師	院長　医師	医学博士	歯学博士	院長　医師	
桧田 仁	林 博文	大西 明人	藤沼 秀光	福沢 嘉孝	梶　純也	木下　和之	

日本珪素医療研究会のパンフレット

既に大勢の医師や学識者が珪素を使った医療を実践しています。

います。珪素という未来を拓く医療用素材に対して、産業界からも熱い視線が寄せられているようです。

水溶性珪素の多彩な働き

ここまで珪素の働きについて、全身の組織、臓器の細胞の材料になることと、強い抗酸化力で活性酸素の害を除去することの2つに分けてご説明しました。この2つの働きはさらにいくつかに分かれ、多彩な働きに転化します。

たとえば珪素が体の構成成分であるということは、体内に入った時に傷ついた細胞を修復し、新しい細胞を作る材料になります。血管の傷を修復して再生させ、しなやかで丈夫な血管の材料になります。

胸腺は加齢と共に衰えますが、珪素が胸腺の再生を助け、新たな免疫細胞の生産を助けます。同様に、重要な免疫組織である腸管の材料にもなります。

また強い抗酸化力は細菌の繁殖を抑えるため、殺菌力、静菌力、浄化力につながり、結果として免疫力の向上をもたらします。活性酸素による傷や炎症を抑える消炎性、傷を治す材料になることから細胞活性もあります。

またこれは水溶性珪素ならではですが、加工の過程で、粉砕では不可能な状態まで微細な状態になっているので、様々なものに浸透して、力を発揮することができます。

以上のように珪素には、現代人にとって重要な力が満載だといえるでしょう。

次の章からは、水溶性珪素がどんな可能性を持っているか、実験なども交えながらより具体的にご紹介していきます。

第2章

水溶性珪素の健康効果

――骨、血管、抗酸化力、ミトコンドリア、免疫

1 珪素と骨——骨粗しょう症

骨にはカルシウムより珪素？

珪素は、全身のあらゆる組織、臓器に存在し、細胞を構成しています。しかし珪素が最初に注目され、その存在が早くから認められたのは骨です。

骨といえばカルシウム。そう思っている方が多いことでしょう。しかしそれだけではありません。骨の成分で最も多いのは確かにカルシウムで、他にリンなどと合わせて無機質部分が全体の65％を占めます。残り35％のうち10％が水分、残り25％が有機質で、これが主にコラーゲンです。

量的には少ないですが、骨の構造を形作っているのはコラーゲンです。そしてその隙間をカルシウムが埋めているというのが真実です。ちょうど建物の柱に当たるのがコラーゲンで、壁に当たる漆喰やコンクリート部分がカルシウム等といっていいでしょう。

年を取って骨がスカスカになる骨粗しょう症という病気があります。これは骨からカルシウムが溶け出してしまうことで起こります。だからといってカルシウムだけを大量に補えばいいわけではありません。骨組みのコラーゲンがしっかりしていて、適度な柔軟性がなければならないのです。しなやかなコラーゲンとたっぷりのカルシウムがあって初めて、丈夫でよい骨ができるのです。

それでは骨のためには、コラーゲンをたくさん摂取すればいいのでしょうか。コラーゲン製品はたくさん市販されています。こうしたものを買って食べるようにすれば、骨にたくさんコラーゲンが蓄積されていいような気がします。

実はこれも正解とはいえません。

コラーゲンを食べても意味がない

ご存じの方もおられるでしょう。コラーゲンは、食べると消化のプロセスでいったんアミノ酸に分解されてしまいます。

コラーゲンはグリシン、プロリン、ヒドロキシプロリンなどのアミノ酸がつながってできており、消化酵素でバラバラになると、今度は用途別のタンパク質の材料になります。再び同じコラーゲンになるかどうかはわかりません。

またコラーゲンを構成しているアミノ酸は種類が少ないため、コラーゲンの大量摂取は栄養のバランスを崩します。したがってコラーゲンを増やしたいからといって、コラーゲンを摂取する必要はなく、むしろ色々なアミノ酸が含まれた肉、魚、大豆などをまんべんなく食べた方がいいようです。

そこで登場するのが珪素です。よい骨を作るためのコラーゲン(の材料)、あるいはアミノ酸とカルシウム。これらをうまく接着させるのが、本書で紹介している珪素なのです。

珪素は、繊維質のコラーゲンとカルシウムを接着させ、いわゆる骨密度を高めます。そしてしなやかさと頑丈さを両立させ良質な骨を作ります。

珪素(Si)の人体への影響(医学的効果)

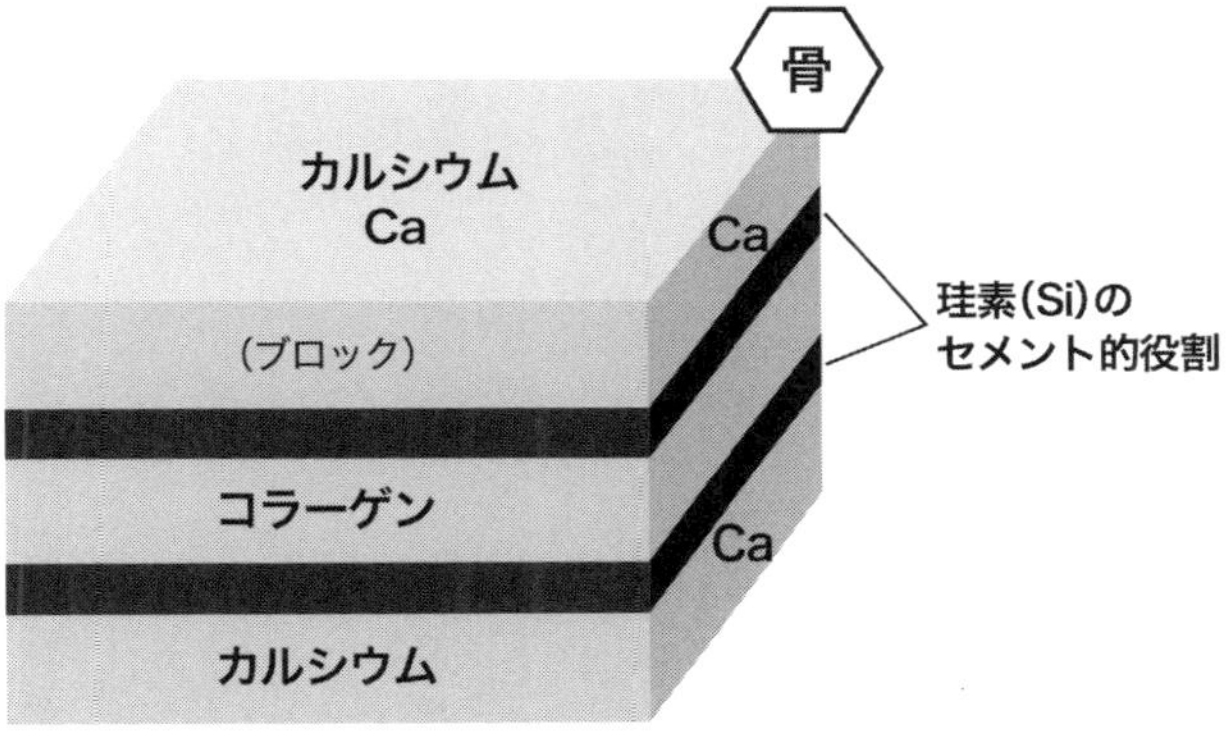

<骨は柔軟性と骨質が大事>

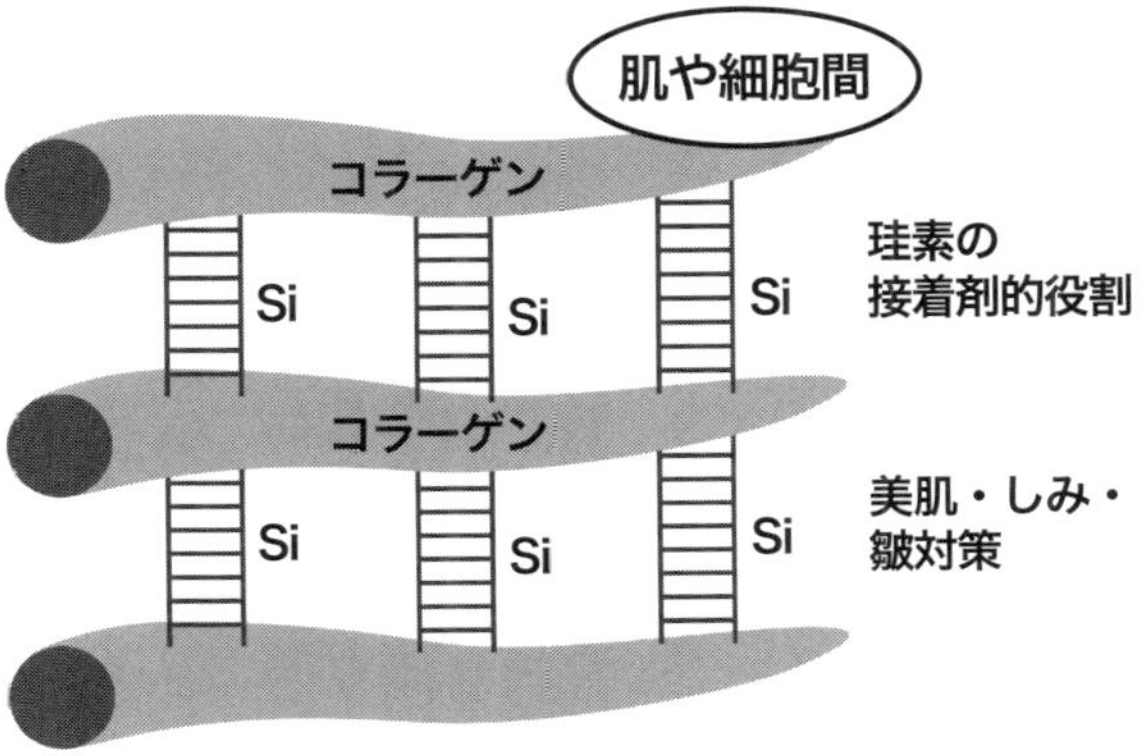

骨にとっての珪素の重要性を証明したフラミンガム研究

アメリカで行われたフラミンガム研究という大規模な地域コホート研究があります。地域コホート研究とは、特定の地域集団を対象に同じ調査を長期間にわたって続け、変化や特徴などをつかむことです。

これはマサチューセッツにあるフラミンガムという地方都市で、住民を対象に１９４０年から行われた健康調査です。主に食生活によって健康状態にどんな影響があるかを把握するために、血圧、血清、脂質などが調べられました。

１９７０年代には、英米合同研究チームが、この研究に参加した人々の子どもを対象にしたフラミンガム子孫研究をスタートし、30歳から87歳までの男女約２８００人を対象に食生活と健康状態が調べられました。

その中で、食事に含まれる珪素の量が骨密度に与える影響を調べるため、背骨（腰椎）や足の付け根の骨（大腿骨頸部）の骨密度が調べられました。

その結果、男性や閉経前の女性では、珪素の摂取量が多いほど骨密度が高い（大腿骨頸部）ことがわかりました。珪素摂取量が1日40mg以上のグループは、1日14mg以下のグループより、10％も骨密度が高いという結果になりました。

また食事におけるカルシウム摂取の違いによる骨密度の差は、最も多いグループと最も少ないグループで、わずか5％だったのです。

その結果を受けて、２００４年４月には、「人体の骨の成長には、カルシウムだけでなく珪素も必要であり、それによって質の高い骨になる」と発表されました。

この調査は、それまではっきりしなかった珪素の、健康や人体に対する効果を初めて明らかにした研究として、それ以後の珪素研究が飛躍的に伸びるきっかけになりました。

そして、珪素が全身の健康にとって必要不可欠な物質であることが、この研究から明確になったのです。

ちなみにこの調査は、何十年にもわたって地域集団の健康状態を追跡し続けるという大規模なものであり、21世紀の今日も続いています。この調査は、個々のデータを集めただけではわからない多くの事実を浮かび上がらせたことで、その情報の力と先見性が今日でも高く評価されています。

加齢と共に減っていく珪素を補う

日本でも、東京大学の教授・中村栄一博士が、骨格と珪素の関係について次のような説を発表しています。

「カルシウムとリンが、動物の骨格を形成しているのと同様に、珪素は植物の骨格というべき繊維の主要構成材料になっている。動物が植物によって生かされている存在である以上、その植物の繊維が動物の硬い組織を構成するのはごく自然」なことだ、という内容です。

成長期の子どもの骨の成長や、高齢者の骨粗しょう症の予防には、これまではカルシウム剤の補充が定番でした。しかし本当は、カルシウムと同様に、骨格になるコラーゲンを良質のものにする珪素が重要です。前述のフラミンガム子孫研究でもわかるように、珪素の摂取の量で、骨密度が全く違ってくるのです。

同年代でありながら、骨がしっかりしていて骨密度が高い人もいれば、骨がスカスカで腰が曲がっている人もいます。これまではその違いが、体質や運動、ライフスタイル、ふだん食事でカルシウムをしっかり摂っているか否かの違いだと考えられていました。しかし本当は、珪素をしっかり摂っているかいないかの違いだったのかもしれません。

骨の成分は加齢に伴って少しずつ減少していきます。特に高齢者は、カルシウム同様に珪素が失われていき、骨粗しょう症になりやすくなります。骨粗しょう症になると骨がスカスカになり、骨折しやすくなります。

そして高齢者にとっての骨折は、寝たきりのきっかけになる可能性がとても高いのです。

したがってカルシウムだけでなく、ふだんから意識して珪素が豊富な食品を食べ、時には珪素そのもののサプリメントを摂るなどして、珪素不足を補う必要があります。

2 珪素と血管 ── 脳梗塞、心筋梗塞

髪の毛よりも細い毛細血管の中を栄養や酸素が運ばれる

珪素が重要な材料になっている人体の臓器として、何より重要なのは血管です。血管は全身の細胞に栄養等必要なものを運ぶ道、生命維持に欠かせない組織です。

太い動脈から細い毛細血管まで、全身に張り巡らされた血管網は、60兆個といわれる細胞1つ1つに栄養、酸素、ホルモン、抗体などを運び二酸化炭素や老廃物など不要なものを運び出します。

ここで血液と血管について、簡単にご説明しておきましょう。

まず血液の成分ですが、赤血球、白血球、血小板などの血球は、骨髄で作られています。これに栄養分を蓄えた液体である血漿を加えたものが血液です。その比率は約半々です。この血液が、全身の細胞に血管を通じて運ばれています。

血管は大動脈から毛細血管まで合わせると、総延長はおよそ10万キロメートル。たった一人の血管で地球を約3周する長さです。

驚くべきことに10万キロもの血管のうち、99％は細い毛細血管が占めています。毛細血管というくらいですから、髪の毛くらいの太さかと思いますが、実際はさらに細い。髪の毛の一般的な太さは直径約0・08ミリメートル。1ミクロンは1ミリメートルの1000分の1なので80ミクロンです。毛細血管は5～10ミクロンなので、髪の毛の10分の1以下ということになります。

それほど細い血管の中を血液が流れているのですが、前述の血球は血管に比べるとかなり大きいことをご存じでしょうか。

まず赤血球は直径が7～8ミクロン、白血球は5～20ミクロン（単球や好酸球などは15～20ミクロン、リンパ球は5ミクロン）、血小板は2～3ミクロンとされています（文献や資料によって異なり、同じ血球でも大小がある）。

これらの血球が5～10ミクロンの毛細血管を通るのですから、単純に考えるとかなり無理があり、特に単球（マクロファージ等）は血管を詰まらせそうな大きさです。実際マクロファージは、大きさだけでなく活動そのものも、血管が詰まる原因になりやすい性質を持っています。

実際は毛細血管も血球も伸縮性があり、広がった血管の中を紡錘形に変形した血球が流れている、という場合も珍しくないようです。それにしてもかなり窮屈なのは否めません。

減少していく珪素を補い、健康な血管を取り戻す

血管の重要な材料である珪素は、年を取るとだんだん減少していきます。食品から摂取する量が変わらなくても、消化、分解、吸収、体内での利用、蓄積などのあらゆる能力が衰えていくからと考えられています。

よほど意識して摂取しなければ珪素が不足し、加齢によって老朽化した血管を元通りに作り直すことができません。古く硬くなった血管の内側には、中性脂肪や悪玉コレステロールなどがへばりついてプラークとなり、血管内部が狭くなっていきます。

これが動脈で起これば動脈硬化です。

動脈硬化の起きた血管では、血液がサラサラとは流れず、プラークは時として血栓になります。血管はいっそう硬くなり、しなやかさがなくなるため、血栓で血管が詰まったり、破れて出血することもあります。これが脳で起これば脳梗塞、脳出血、心臓で起これば心筋梗塞で、すみやかに治療しなければ命に関わります。

こうした重病に進行するまでには、動物性脂肪の多い食事や運動不足、肥満などが原因のドロドロ血液など、いくつもの悪条件が重なっています。

しかしそこに珪素不足という重大な要因があることに、ほとんどの人は気づいていません。血管の老朽化、修復再生不良の陰には、実は珪素不足が隠れています。

ラットを使った実験でも、水溶性珪素には動脈硬化の原因となるコレステロールが酸化するのを防ぎ、血流障害を防ぐ働きがあると考えられる結果がでています。

ようやく最近になって、珪素の重要性が語られるようになってきました。早く多くの人に気づいていただき、動脈硬化などにならないように、しなやかで丈夫な血管を取り戻していただきたいものです。

3 珪素と活性酸素――動脈硬化、糖尿病、皺、しみ、タルミ

活性酸素による動脈硬化を防ぎ、改善する

先ほど述べたように、動脈硬化が起こるのは、加齢のためだけではありません。生活習慣によって血管内部にコレステロールなどが付着し、内部が狭くなり、血管そのものが硬くなってしまうためです。また血管内部で発生する活性酸素の害から、血管や血液を守れないことからも起きています。

活性酸素については後ほど詳しく説明しますが、体で起こっている様々な健康問題には、多かれ少なかれ活性酸素が関わっています。

たとえば血液中には脂質やコレステロールが含まれていますが、これらが活性酸素によって酸化すると、脂質は過酸化脂質に、コレステロールはＬＤＬコレステロール（いわゆる悪玉コレステロール）に変わります。これらは血管内をサラサラとは流れず、

血管の内側にへばりつくようになります。

さらに免疫細胞のマクロファージが、変質した過酸化脂質や悪玉コレステロールを異物とみなして飲み込み、これを破壊するために活性酸素を放出するのです。活性酸素は、このように免疫細胞が異物を攻撃するために使われることがありますが、この場合は火に油を注いでいるのと同じです。

マクロファージは本来、ウイルスや細菌、がん細胞など、敵を飲み込んで消化するのが仕事なのですが、異物であれば見境なく飲み込んでしまうため、不要なトラブルを発生させます。

さらに悪いことにこのマクロファージが、過酸化脂質と悪玉コレステロールを抱え込みすぎて処理できなくなると、血管の壁に潜り込み泡沫化してしまいます。

これがアテローム性動脈硬化（動脈硬化の中でも最もたちが悪い）の大きな原因になっています。血管はますます狭くなり、動脈硬化が進行してしまいます。

しかし抗酸化力の強い珪素によって血管の細胞がスムーズに作り直され、血液細胞も新しくなれば、活性酸素による脂質やコレステロールの酸化を最小限に食い止めることができると考えられます。

中高年といわれる方たち、中性脂肪やコレステロールの数字に一喜一憂している方たちには、ぜひ生活改善と珪素の存在を知っていただきたいものです。

糖尿病の3大合併症は代表的な細小血管障害

糖尿病は、われわれが食事をして摂取した糖が血液中に残存し、栄養として細胞に吸収されにくくなる病気です。

本来は血液中に糖が増えると、すい臓のβ細胞からインスリンというホルモンが出て糖の細胞への取り込みを進めるので、じきに血糖値は下がります。しかし糖尿病の人はインスリンが分泌されないか、されても細胞が反応しないため（インスリン抵抗性）、いつまでも糖が血液中にダブついて高血糖が続きます。高血糖は全身の様々な組織を痛めつけ、神経障害、網膜症、腎症などの合併症をまねきます。

この合併症こそ糖尿病の恐ろしい症状であり、悪化すると壊疽で足を切断、網膜症で失明、腎症で人工透析などに至ります。

糖尿病には1型と2型があり、1型は先天的にインスリンの分泌が悪いことが原因、2型は主に生活習慣が原因とされていますが、いずれにしてもダブついた糖が血液中に漂うのは同じです。

高血糖の血液はドロドロの状態で、細い血管をスムーズに通ることができません。毛細血管は詰まり気味になり、栄養や酸素が末端の神経細胞になかなか届かなくなります。神経細胞は栄養失調で酸欠になり、機能がはたせなくなってしまいます。

糖尿病の合併症はいわば血管障害です。細い血管がダメになる細小血管障害と、太い血管がダメになる大血管障害に分けられますが、前述の3大合併症である神経障害、網膜症、腎症は、細い血管が詰まって起こる代表的な細小血管障害です。

また高血糖による血液は、時間がたって酸化し有害になるといわれています。そんな有害な血液が血管や細胞を傷つけるのが糖尿病です。

糖尿病の発症から合併症まで関わる活性酸素を除去する

糖尿病のうち1型といわれるものは、発症した時すでにインスリンが全く、あるいはほとんど分泌されていません。原因は、インスリンを分泌するすい臓のβ細胞が何らかの原因でダメになってしまい、機能を停止しているからです。

この「何らかの原因」が、一説によるとウイルス感染で、免疫細胞がウイルスを攻撃する時に大量の活性酸素をまき散らして、ウイルスだけでなくβ細胞そのものをダメにしてしまうと考えられています。

また1型も2型も、ダブついて酸化した高血糖の血液が全身の血管内を漂いながら、血管の内壁を酸化させます。あとは前述の通りで、細い血管は詰まり、太い血管も次第に傷んできます。こうしたところにもやはり活性酸素が発生していると考えられています。

水溶性珪素には高い抗酸化力があり、活性酸素の害をある程度防ぐことができます。活性酸素の量にもよりますが、酸化によるダメージを食い止め、中和することができるのです。

また網膜症、神経障害、腎症の三大合併症は、細小血管が傷んだり、詰まって発症するので、珪素はその血管が再生するための材料にもなります。炎症を起こしている箇所ではそれを抑え、ダメになった細胞を排出する助けにもなります。

もちろん水溶性珪素は万能ではないので、完全にダメになった臓器を丸ごと再生したり、糖尿病を根本から治すことはできないでしょう。けれどもあらゆる段階で進行を阻止し、発症から合併症までの様々な段階で進行を止め、回復への手助けをしてくれます。

水溶性珪素が糖尿病の血糖値を下げ肝臓の機能を改善した

糖尿病でかつ肝機能も低下している患者さん1人に水溶性珪素を飲んでもらい、血糖値とヘモグロビンＡ1ｃの値、肝機能を調べました。すると、日数の経過と共にインスリン注射の単位を減らすことができ、1年4ヶ月後にはインスリン注射を止めることができました。肝臓のGOTは50IU／Lだったのですが、4ヶ月後には38IU／Lに低下し、正常値に改善されました。肝臓のGPTが74IU／Lだったのですが、5ヶ月後には42IU／Lに低下し、正常値に改善されたのです。

これらの結果から、水溶性珪素は肝臓の機能の改善、血糖値の改善、ヘモグロビンA1cの改善に効果を示すことが考えられるのです。

被験者（インスリンとHbA1c）

インスリン注射の単位

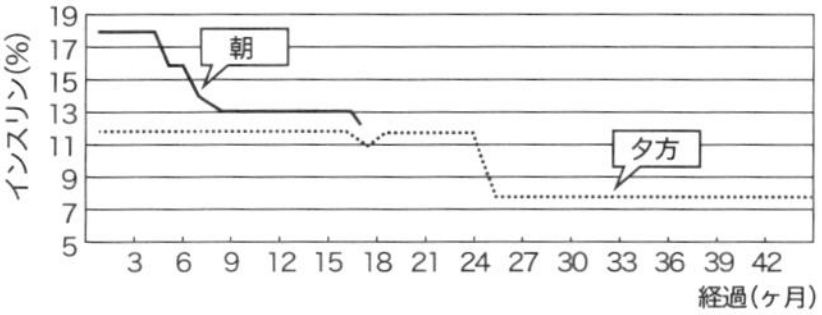

HbA1c

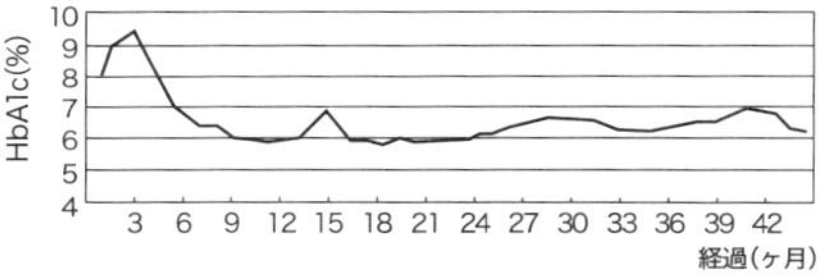

被験者（肝機能）

GOTとGPTの推移

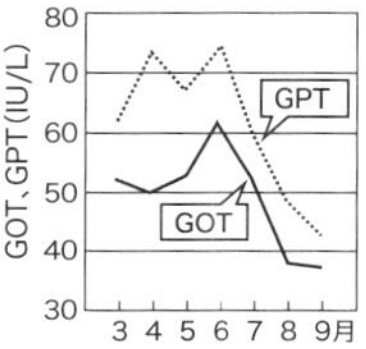

平成22年4月より
水溶性珪素1日10㎖を
摂取開始

血液検査による肝機能及びHbA1c

	GOT	GPT	HbA1c
標準値	10〜40 IU／L	5〜45 IU／L	4.3〜5.8 %
22年3月	52	61	6.8
4月	50	74	7
5月	54	67	6.8
6月	62	74	6.7
7月	54	58	6.4
8月	38	48	6.3
9月	37	42	6.2

インスリン注射の単位と1ヶ月間の血糖値の平均値、HbA1cの推移

年月	インスリン注射の単位(%)		1ヶ月間の血糖値の平均値(mg／dl)		HbA1c (%)
	朝	夕方	朝	夕方	
H.19.1	18	12	242	265	8
H.22.4		8	120	94	7
H.22.10		5	108	93	5.9
H.23.4		4	109	90	6.3
H.23.8		0	106	89	6.3

白髪が黒くなりフサフサに。肌も40代に若返った

本書3章に登場する医師の細井睦敬博士は、1946年生まれ。以前は髪は真っ白だったそうです。それが水溶性珪素を飲み続けていたところ、白い髪の毛が根本から黒くなり、現在ではごま塩から全体に黒くなり、年々フサフサと豊かになってきたといいます。

皮膚の状態も、よく美容番組で登場する肌年齢計測器ではかると40代という結果になり、実年齢より20歳以上若返っているそうです。

周囲の人はもちろん、ご本人が一番びっくりしていて、水溶性珪素の力は想像以上だったと語っておられます。

このことに関して細井博士は、年を取ると毛根の細胞が黒い色素メラノサイトの生産を止めてしまうのだが、水溶性珪素によってその細胞が復活し再びメラノサイトを作り始めたのではないか、死んでいた毛根も再生し再び髪の毛が生えてきたのではないかと語っておられます。

毛根が復活しただけでなく、おそらく頭皮の血流もよくなり、毛髪の成長を促進しているだろうと推測されます。

薄毛や脱毛は多くの人の悩みの種です。俗に「毛生え薬を作ったらノーベル賞もの」などといいますが、ひょっとしたら水溶性珪素にはその可能性があるかもしれません。

皮膚を傷つける紫外線は、活性酸素を発生させている

一口に活性酸素といっても、実はいくつか種類があります。詳しく見ていくともっとあるのですが、一般的には**「スーパーオキシド」「ヒドロキシルラジカル」「過酸化水素」「一重項酸素」**の4つです。

このうちスーパーオキシドと過酸化水素は、それほど激しい酸化力はないといいます。過酸化水素は化学物質として実用化されており、オキシドールという消毒液の主成分です。活性酸素の酸化力は細菌を殺す力にもなるので、昔から薬用として使われていました。しかし最近は、消毒と皮膚の回復の考え方が変わり、オキシドールはあ

まり使われなくなっています。

さてこれら4つの活性酸素は全く別物なのではなく、酸素原子をやりとりしながら他の物質に変わり、中には他の活性酸素に変身することがあります。たとえば過酸化水素は、光の刺激などで分解してヒドロキシルラジカルに変わります。スーパーオキシドも紫外線の刺激でヒドロキシルラジカルに変わります。4つの活性酸素の中で、最も攻撃性が強いのがこのヒドロキシルラジカルです。

皮膚表面に水分や過酸化水素やスーパーオキシドがあるとして、そこに紫外線が当たると、いずれもヒドロキシルラジカルに変身し、皮膚の細胞を攻撃して傷つけます。

日焼けはなぜ皺、しみ、タルミの原因なのか

活性酸素の酸化力によってできた細胞の傷は、やがて女性たちが恐れる皺になります。若ければ体が持っている回復力で傷を修復し（ターンオーバー）、もとの肌に戻りますが、年を取るとその回復がうまくいかなくなるからです。

日焼けで肌が黒くなるのは、紫外線の害を防ごうとしてメラニンという色素ができるからです。メラニンは、紫外線の影響がなくなれば分解して消滅するものなのですが、加齢に伴って消えにくくなります。いつまでも皮膚表面に残っていると、やがて定着してしみになってしまいます。

このように皮膚の表面は、常に紫外線の影響で活性酸素が発生し、傷ついています。表面だけではありません。皮膚の少し深いところの真皮も同様です。皮膚の細胞が受けるダメージは、紫外線の種類によって異なり、表面だけを傷つけるものもあれば、深い真皮を傷つけるものもあります。

やや深い真皮が傷ついて修復がうまくいかないと、コラーゲンがきれいな構造を作れなくなっていきます。コラーゲンの層がくずれ、ゆがみ、結果として皮膚がたるんできます。これがタルミの実態です。

皮膚の細胞は新陳代謝によって生まれ変わっています。これをターンオーバーといいますが、若い人なら約4週間で古い細胞と新しい細胞が入れ替わります。紫外線によるダメージも、若く健康な皮膚なら約4週間で新しく生まれ変わります。

しかし年を取るとターンオーバーにかかる時間は次第に長くなり、5～6週間、あるいはもっと長くかかるようになります。まして年中日焼けしているようだと、そのサイクルは無に等しくなり、しみと皺、タルミだらけの状態になってしまうわけです。

水溶性珪素は紫外線による傷を修復し、ハリのある肌に欠かせない成分

以上のように皺、しみ、タルミなどのお肌のトラブルは、紫外線が発生させる活性酸素が原因です。

以前は健康美の代名詞のようにいわれた「小麦色の肌」は、今や少数派であり、よほど若くて回復に自信のある人でなければ、日焼けなどしない、できない時代になりました。今や日焼けは美肌の敵、老化促進剤くらいの捉えられ方になっています。

しかしすでに日焼けで黒くなってしまい、それが戻らないという人もいます。ターンオーバーが停止していて、黒いまま定着してしまった人も多数います。

そこでこうしたお肌のトラブルの解消に、水溶性珪素が役に立つのです。まずその高い抗酸化力。珪素は、皮膚表面で活性酸素が引き起こす酸化の嵐を収め、細胞が傷つくのを防ぐ働きをします。

そして珪素は、皮膚の細胞を構成する重要な成分です。

本章のはじめに、珪素は丈夫な骨を作るのには欠かせない成分であり、骨の柱であるコラーゲンとその隙間を埋めるカルシウムをしっかり結びつける接着剤であると述べました。皮膚においても同様で、珪素は上皮、その底の真皮の構成成分をつなぐ接着剤の役目を果たしています。

傷ついた皮膚が再生するためには、皮膚の細胞を構成する成分が必要です。それがコラーゲン、ヒアルロン酸、エラスチンなどで、それをしっかりと結びつけるのが珪素です。珪素がなければ皮膚の成分はうまくつながらず、ハリのあるお肌にはなりません。

骨と珪素の箇所でも説明しましたが、お肌においても、コラーゲンをたくさん摂取しても、あまり意味がないようです。ヒアルロン酸は関節などの直接注射などでは効果が認められていますが、経口での効果は科学的なデータがありません。エラスチンも同様で、口からそれらを摂取しても、消化の段階ですべて分解され、次には何の成分になるかわからないからです。

皮膚でも骨でも、それらが形成されるためには、色々なアミノ酸があった方がいい。コラーゲンに限定した材料よりは、まんべんなく全身の組織になるもの、バランスのよい栄養素があった方がいいようです。

しかし珪素は元素であり、これ以上分解されません。珪素は珪素のまま全身の細胞に届けられ、必要な箇所で骨や皮膚の再生を助けます。

そして、これが重要なのですが、体内に吸収されるには、珪素は水溶性であることが必要不可欠です。

4 珪素とミトコンドリア――がん、心臓疾患、アルツハイマー、パーキンソン病

ミトコンドリアは生命活動の源。エネルギーを作り出すミクロの発電所

珪素と関わりの深い組織にミトコンドリアがあります。

ミトコンドリアについては、中学校、高校の生物や理科の時間に習ったという方も多いでしょう。最近では人類の祖先をたどる遺伝子学的仮説「ミトコンドリア・イブ」が有名ですし、アンチエイジングなどでも注目されているミクロの組織です。

さて人間の細胞は約60兆個といわれていますが、その1つ1つに、少ないもので100個、多いものでは数千個のミトコンドリアが存在します。

赤血球だけは例外で、ミトコンドリアが入っていません。これは赤血球がほぼヘモグロビンの運搬のみの仕事をしているので、ミトコンドリアはいらないからだといわ

れています。

1つのミトコンドリアの大きさは0・5ミクロンから2ミクロン。基本は楕円形で微生物のような形をしています。存在する細胞によって、形はだいぶ違ってくるようです。細胞の内部ですから小さいのは当たり前ですが、われわれ人間が生きていくためのエネルギーのほとんどを作り出すという重要な働きを担っています。

どこのどんな細胞かでミトコンドリアの大きさも数も異なり、エネルギーをたくさん消費する臓器の細胞ほどたくさんのミトコンドリアを備えています。特に腕や足の筋肉や、休みなく拍動している心臓の細胞、脳細胞には、びっしりミトコンドリアが詰まっているそうです。

ミトコンドリアの機能が落ちると活性酸素が大量発生する

ミトコンドリアは酸素を大量に使ってエネルギーを作るのですが、その時に大量の電子をやりとりするため、どうしても活性酸素が発生します。

ミトコンドリアが健康で、回路がうまく回っていれば、酸化を防ぐために用意された酵素が活性酸素を中和してその被害を食い止めます。しかし加齢などで働きが衰えると活性酸素は増える一方で、周囲を酸化し破壊し始めます。

ミトコンドリア内で発生した活性酸素は、ミトコンドリア内を傷つけます。最も重要な働きであるＡＴＰを作り出すＴＣＡ回路のパーツが傷つき、エネルギーを作る力が衰えてきます。

エネルギーの供給が衰えると、どんな臓器、組織も活動することができなくなります。心臓であれば拍動が弱まり、消化器では消化吸収に支障が起きます。筋肉で起きれば運動能力が低下し、脳なら考える力が落ちます。目に見える部分だけでなく、たとえばすい臓でインスリンを分泌したり、肝臓で毒素を分解したり、免疫細胞がウイルスを攻撃したりなど、目に見えない働き、時として命に関わる重要な働きも衰えてきます。

つまりミトコンドリアの働きが低下すると、そのエネルギーで動いていた機能がすべて低下してしまうのです。

がんの発生に深く関与するミトコンドリア

ミトコンドリアにおいて、活性酸素が発生するのは必然です。しかしあまりに大量に発生すると、本来持っている酵素などの抗酸化力では追いつかず、周囲を酸化し傷つけてしまいます。

この時こわいのは、活性酸素がミトコンドリアの遺伝子を傷つけてしまうことです。ミトコンドリアの設計図である遺伝子に傷がつくと、正常なミトコンドリアが作れなくなってしまいます。するとさらにエネルギー生産に支障が起き、活性酸素の害はミトコンドリアの細胞を超えて、その周囲に及びます。

ここで補足すると、ミトコンドリアの遺伝子はそのミトコンドリア独自のものであるということです。

一般的にいう遺伝子とはその人固有のものであり、60兆個あるという細胞1つ1つのほぼすべてに、同じ遺伝子情報が入っています。ところがミトコンドリアは、個人の遺伝子とは異なる遺伝子を持っています。まるでミトコンドリアだけが異なる生物であるかのように、です。

そしてミトコンドリアは、独自の遺伝子情報を持って細胞内で分裂し増殖します。もし活性酸素によって遺伝子に傷がつくと、変異した遺伝子を持ったミトコンドリアが分裂、増殖するので、細胞内は非常に危険な状態に陥ります。

こうして不完全でエネルギー生産がうまくいかないミトコンドリアでは、さらに活性酸素が発生し、周囲の細胞を傷つけます。この時、もしそのミトコンドリアが入っている細胞内の遺伝子を傷つけることになれば、その細胞をがん化させる可能性が出てきます。

さらにミトコンドリアの遺伝子は、その人固有の遺伝子より、発がん性のある特定の化学物質と結びつきやすいことがわかっています。

このことから、活性酸素の発生源であるミトコンドリアが、がんの発生と深い関係があることが指摘されているのです。

がんの発症・転移は、活性を失ったミトコンドリアが原因？

がんは、本来は健康な細胞の遺伝子が何らかの原因で傷つき、設計図が壊れてしまって起こる病気です。遺伝子による設計図にはその細胞の寿命も記されているのですが、そこが壊れているので、細胞は死ぬことができません。細胞死＝アポトーシスが破たんして無限に分裂と増殖を繰り返すのが、がん細胞の特徴です。

がんによってなぜ人は死に至るのでしょう。それは無限に増殖するがん細胞が周囲の臓器を圧迫して機能を損ない、またがん細胞自体が独自の血管を新生して体から大量の栄養を奪ってしまうためです。

がんが肺にできれば呼吸機能が阻害され、胃にできれば消化機能に支障が起き、肝臓にできれば解毒や栄養の貯蔵がうまくできなくなります。いずれもがん細胞が増殖し大きくなって、物理的に臓器を圧迫することが原因です。

それでは、がんはなぜ起こるのでしょう。それは細胞の遺伝子の傷（突然変異）が原因とされています。なぜ遺伝子に傷がつくのか、誰が傷をつけるのかというと、活性酸素が犯人であるという説が有力です。

すでに述べたように、活性酸素の多くは、細胞内でエネルギーを生産しているミトコンドリアから漏れて出てきたものです。ミトコンドリアの活性が落ち、酸素などを使ったエネルギー生産がうまくできなくなると、電子が不安定になった酸素＝活性酸素がたくさんできて細胞内に浸出します。

それが細胞の遺伝子を傷つけ、がん化の引き金を引くとすれば、悪いのはミトコンドリアです。正しくは、衰えて活性を失ったミトコンドリアです。

最近の研究によると、活性を失ったミトコンドリアが生み出す活性酸素の影響で、がん細胞が転移する能力を獲得することがわかってきました。

がんの転移は、現代医学が最も苦手とする病態です。たちまち治療が困難になり治癒が遠のきます。

珪素の抗酸化力でミトコンドリアを守りがんを抑える

がんの原因がミトコンドリアの衰えによる活性酸素の大量発生だとすれば、ミトコンドリアを再び元気にして活性化すれば、がんの原因は取り除かれます。またミトコンドリアが活性化すれば、充分なエネルギーを得て細胞そのものも活性化すると考えられます。

ミトコンドリアが力を失い衰える原因は、エネルギーを作る際に発生する活性酸素です。自らが発生させる活性酸素で弱り、さらなる活性酸素の発生を招いているのです。それなら活性酸素を除去する物質、活性酸素の不安定さを中和する物質があればいいのではないでしょうか。

そこで本書でご紹介している珪素です。珪素は強い抗酸化力を持ち、活性酸素の害を防ぎます。活性酸素の不安定な電子と結びついて安定化させ、無害な酸素に変える力があります。中和された活性酸素はもはや活性酸素ではなく、ミトコンドリアの組織を傷つけることもありません。

また珪素は、人体のあらゆる組織、臓器の細胞を構成する成分です。特に細胞壁など細胞を形作り、組織を守る働きをするミネラルなので、ミトコンドリアにとっても重要です。常に活性酸素の危険と共存しているミトコンドリアにとって、最も有益な栄養成分だといえるでしょう。

これまでの研究でも、動物実験ですが、ミトコンドリアの活性酸素を抑えることで、細胞のがん化、あるいはがん細胞の転移を防ぐことが観察されているようです。

狭心症、不整脈、心不全など心臓疾患の原因は

ミトコンドリアは人間の体の60兆個といわれる細胞に存在し、組織、臓器の活動を支えるエネルギーを生産しています。あまり活動しない組織に少なく、活発に動きエネルギーをたくさん必要とする組織にはたくさん存在します。

中でも突出して多く存在するのが心筋、つまり心臓を動かす筋肉です。心筋は、われわれが生まれてから死ぬまで、朝も夜も片時も休まず血液を全身に送り続けるポン

プです。

こうした仕事を担うため必要とするエネルギーも大量で、心筋細胞の体積の40％はミトコンドリアが占めているといわれています。顕微鏡で観察すると、筋肉細胞にはびっしりとミトコンドリアが詰まっているのがわかるそうです。

ミトコンドリアがたくさん存在するということは、そこでたくさんの酸素を使ってエネルギーを産生しているということです。活性酸素も大量に発生し、ミトコンドリアは常にその危険にさらされているわけです。

もちろんわれわれの体には、活性酸素に対抗する抗酸化物質が備わっていて、その被害を最小限に食い止めるべく機能しています。たとえばＳＯＤやカタラーゼなどの酵素、ビタミンＣやビタミンＥなどもその働きをしています。

外から抗酸化物質を補い心筋のダメージを防ぎ回復をはかる

しかしこうした抗酸化物質は、加齢と共に減少し、不足してきます。活性酸素による被害はいっそう広がり、ミトコンドリアの組織を傷つけ、機能を低下させ、エネルギー生産にも支障が起きるようになります。

さらにその害がミトコンドリアの遺伝子に及ぶと、突然変異が発生し、異常なミトコンドリアが増え始めます。異常なミトコンドリアは本来の機能も低下し、細胞内で不要な存在です。

細胞内にはこうした異常なミトコンドリアを分解して処理するオートファジーという機能があるのですが、この働きを邪魔する遺伝子が、やはり加齢によって増えるために、異常なミトコンドリアが細胞内に蓄積し、さらに活性酸素を増やしエネルギーが作れなくなっていきます。

こうして心筋は次第に力を失い、弱って不整脈、狭心症、心不全といった疾患に発展するのです。

こうした疾患には個人差があり、遺伝的な要素も加わるため一概にはいえませんが、心筋のミトコンドリアを再生し、エネルギー不足を補わなければ全身に血液を送る働きに支障が起こります。

そのためには、他の組織、臓器同様に、ミトコンドリアを作り抗酸化力を発揮する珪素を補わなければなりません。

心筋は他の臓器、組織と異なり、一度損傷すると再生が難しいといいます。また通常、ミトコンドリアの増加には有酸素運動が有効といわれますが、心臓の悪い人に運動は勧められません。心臓機能の低下がみられたら、悪化する前に水溶性珪素を補給して、ミトコンドリアの修復、再生をはかりましょう。

脳神経は大食漢。活性酸素も大量発生

心筋についで、脳は大変エネルギー消費の大きい臓器です。脳自体はほとんど動かないにもかかわらず、人間が1日に摂取するエネルギーの2割は脳が消費しています。

有名な話ですが、将棋や碁のプロの棋士は、一局で2~3キロ体重が減るそうです。対局中はさほど体を動かしているわけではないのに、莫大なエネルギーが脳で使われているということです。

そうした脳、特に脳神経にはミトコンドリアがびっしり詰まっていて、酸素と栄養をもとにせっせとエネルギーを生産しています。

エネルギー生産あるところに酸素あり。酸素がたくさん使われるところには活性酸素あり。というわけで脳神経では、ミトコンドリアにおいてたくさんの活性酸素が発生しているようです。そして周辺の組織を酸化し、傷つけているわけです。それがミトコンドリア遺伝子のレベルに至ると、機能の低下した異常なミトコンドリアが増え、それを除去する能力も低下することはすでに述べた通りです。

そこで脳神経においても、抗酸化物質である酵素などを駆使して、酸化による細胞の傷を防ぎ、できた傷の修復が行われています。

これまで脳神経という組織は、乳幼児期にはほぼすべてでき上がってしまい、神経回路ができると増えないとされていました。学習することで記憶や思考力は充実していくものの、神経組織そのものは増えません。むしろ加齢に伴って減っていく宿命。これが定説だったのです。

年を取ると誰もが物忘れが増え、「えーっと、ほら、あれ、あれ、なんだっけ」などということになりますが、これは加齢による自然現象です。しかし「加齢による自然現象」を超え、明らかに病的な現象といえる場合は問題です。それが認知症やパーキンソン病などの脳神経疾患です。

アルツハイマー病はなぜ起こる

今日、日本での認知症の患者さんは450万人以上といわれています。高齢化に伴って増加の一途をたどっており、大きな社会問題になっています。

認知症にはいくつかのタイプがありますが、最も多いのがアルツハイマー型認知症です。認知症の全体の約6割に上るといわれています。次に多いのが脳血管性認知症、レビー小体型認知症と続きます。現在のところいずれも完治の見込みはなく、治療薬やリハビリ訓練などによって進行を遅らせるのが精いっぱいといったところです。

最も患者さんの多いアルツハイマー型認知症について、病態を説明しましょう。この病気は、患者さんの脳にアミロイドβという異常なタンパクが付着し、徐々に脳神経を壊していく病気です。脳のしみ、老人斑などともいわれますが、脳を壊していくので非常にたちが悪いしみだといえます。

アミロイドβが神経細胞を壊し浸食していくので、患者さんは、それまでできていた能力、記憶や見当識、思考力、判断力などを失います。そのため徐々に自立した生活が営めなくなり、介護の助けがないと生きていけなくなります。

なぜ体内でできたタンパクが、自分自身を傷つけるのかについてはまだ詳しいことはわかっていません。ただアミロイドβは、単独ではなく、アルコール脱水素酵素（ABAD）というタンパクとミトコンドリア内部で結合することで毒性が発現し、神経細胞を壊すことがわかってきました。

この時ミトコンドリアでは、エネルギー生産の低下や二重になっている膜の透過性が下がるなど著しい機能の低下が観察されているため、ミトコンドリアに原因があると考えられるようになりました。

活性酸素の害を防ぎ神経細胞を再生する

認知症発症と進行の原因となる異常なタンパク・アミロイドβは、ミトコンドリアの機能低下が背景にあり、その内部で他のタンパクと結合し、細胞を壊す毒性を持つようになったのではないかと考えられています。

こうして脳の神経細胞がアミロイドβによって壊され、アルツハイマー病が進行していくのですが、現在のところ進行を緩やかにする薬、あるいは周辺症状を多少改善する薬があるくらいです。現代の医学では、アミロイドβを除去することもアミロイドβの毒性を消すことも、さらにアミロイドβを作らないようにすることも、まだできません。

しかしアミロイドβが毒性を持つ背景にミトコンドリアの機能低下や異常なミトコンドリアの増加があるのであれば、これを改善することでアルツハイマー病を予防し、改善できる可能性があります。

水溶性珪素は、高い抗酸化力を持ち、衰えたミトコンドリアを活性化することが可能です。機能低下の原因は活性酸素なので、水溶性珪素はこれを除去することができるからです。

さらに珪素は、壊れた脳神経細胞を修復し、再生する力を持っています。

前述のように脳神経は、乳幼児のころに神経回路としてでき上がってしまうと、分裂して増えることはないとされていました。神経細胞は、加齢や病気で脱落し消失することはあっても、終生増えることはないというのです。

しかし神経細胞内のミトコンドリアには、その人の細胞核にある遺伝子とは異なるミトコンドリア遺伝子があり、人間の遺伝子とは関係なく分裂し増殖します。活性酸素による酸化を防ぎミトコンドリアが活性化すれば、健康なミトコンドリアがどんどん増えて、脳の神経細胞が必要とするたくさんのエネルギーを生産し供給することができます。そこで優れた抗酸化力を持つ物質を補給することで、ミトコンドリアの活性化がはかれるはずです。

その可能性を秘めた物質が珪素。水溶性珪素です。

また珪素は、しなやかで丈夫な血管を構成する栄養成分です。神経細胞の構成成分でもあります。

パーキンソン病は水溶性珪素による改善例が多い

パーキンソン病の患者さんは日本で14万人を超え、アルツハイマー病についで増加している病気です。一部20歳代からなど若年性の患者さんもいますが、50歳以降の中高年が多く、年齢が上がるほど発症する人が増えます。

難病（特定疾患）指定になっており、完治は望めないといわれています。様々な薬が登場しているので、発病後もマイペースで平均寿命まで生きる人が多くなりました。経過には個人差が大きく、発病後数年で寝たきりになってしまう人もいます。

独特の症状があり、じっとしている時に手足が震える（振戦）、筋肉がこわばって動きがにぶくなる（筋強剛）などの運動障害が多くみられます。歩幅が狭く小走りのように歩く、体の向きを変えにくい、転倒しやすいなどがあります。

この病気では、脳内にドーパミンが不足するので、ドーパミンを補う薬が投与されます。ドーパミンは、意欲を高める、やる気を起こさせる、楽しみや快感を司る神経伝達物質といわれています。ドーパミンが正常に分泌されていると、やるべきことにスムーズに取り組める、楽しく仕事ができるなどポジティブになります。

パーキンソン病の症状として、無表情、緩慢な動作、小声などが発生するのは、ドーパミン不足のためと考えられています。

認知症を合併することが多く、ある調査では約4割がパーキンソン病と認知症の両方の診断を受けていました。

3章でも紹介していますが、水溶性珪素の摂取でパーキンソン病の症状が改善したという方が少なくありません。藤沼医師の患者さんで、それまで病院での治療があまり効かず困っていたところ、ユニークな治療で難病患者を回復に導いているクリニックがあると聞いて来院されたそうです。藤沼医師は、この女性に水溶性珪素の摂取を勧めました。するとこの女性はすっかり元気になり、旅行にも行けるようになったということです。

この病気は、薬物療法がよく効く人と効かない人がいます。薬が効かず症状が悪化すると、病院治療ではどうすることもできません。そこで何かしら効果のあるものを、と探して水溶性珪素に巡り合ったという方が多いようです。

ミトコンドリアを活性化し中脳黒質ドーパミン細胞を再生

症状は異なりますが、認知症とパーキンソン病の原因や発症のプロセスはよく似ているようです。

いずれも加齢と関わりがあり、活性酸素の増加が原因になっていること、発症に関してミトコンドリアの機能低下等が背景にあることなどが挙げられます。

ここまで述べてきたように、脳はたくさんのエネルギーを必要とする臓器なので、脳神経のミトコンドリアではたくさんの酸素を取り込みます。その一部が活性酸素になり、ミトコンドリア自身を損傷します。するとミトコンドリアの機能が低下し、さらに活性酸素が発生してしまいます。酸化はミトコンドリアの遺伝子に及び、異常なミトコンドリアができてしまうのですが、通常は前述のオートファジーというしくみが働いて異常なミトコンドリアは処理されて消失します。しかしパーキンソン病では処理されず、そのまま蓄積してしまいます。

このミトコンドリアの機能低下と異常なミトコンドリアの増加によって、エネルギー生産は滞り、中脳の黒質ドーパミン細胞も減少、あるいは死滅すると考えられていますが、詳しいプロセスはよくわかっていません。

しかしアルツハイマー病同様、ミトコンドリアで発生する過剰な活性酸素を中和し、減少、死滅した中脳の脳神経細胞を再生させることができれば、病状は改善します。再びドーパミンが分泌され、様々な症状は減っていくと考えられます。

そうした働きがあると考えられ、注目を浴びているものこそが、珪素なのです。

5　珪素と免疫力 ──免疫力向上、腸内環境改善

免疫力はどこにある

ここまで珪素について、骨を強化すること、血管を丈夫でしなやかにすること、活性酸素の害を除去する抗酸化力があること、ミトコンドリアの機能を回復させアルツハイマー病やパーキンソン病を改善することなどについてご紹介しました。

もう1つ珪素には、素晴らしい健康効果があります。それはわれわれが病気になるのを防ぐ力、病気になっても回復させる力＝免疫力です。

免疫といっても幅が広く、色々な組織があります。たとえば皮膚です。皮膚は外界と体内を隔てる最大の免疫組織です。外界にあふれる細菌やウイルスなどの病原体は、皮膚がなければたちまち体内に侵入し、われわれは多種多様の感染症に苦しめられることになります。

よく火傷で体表の20％が損傷すると命の危険があるといいますが、あれはまさに感染症の危険を意味しています。ふだん気にもとめていませんが、皮膚は物理的に危険物を排除する免疫の最前線です。

あるいは唾液などの消化液、口から肛門に至る体の内側の粘膜なども重要な免疫組織です。唾液などの消化液は殺菌力があり、粘膜表面には異物に対して働く酵素があります。外界と接する部分は、防護壁として重要な役目をしているのです。

こうした防護壁を超えて体内に侵入してしまった異物にも、強力な免疫組織があります。白血球などを中心とした免疫システムです。

がん細胞やウイルスを排除し病気から身を守る

「免疫」とは「疫（病）」を「免《まぬが》（れる）」と書きます。体に備わった様々な組織を駆使して、病気から身を守るしくみが免疫です。

免疫には大きく分けて２つあります。

1つは「自然免疫」。これは外から侵入してくる細菌やウイルス、毒物などの有害物質、あるいはがん細胞など内部に発生した敵を見つけて排除する働きです。前述の皮膚や粘膜、消化液などがこれを担い、異物に対してバリアを張って防いだり、酵素や消化液で破壊します。生まれつき自然に持っている免疫なので「自然免疫」といいます。

2つ目は「獲得免疫」。1度戦った外敵を記憶し学習し、2度目に遭遇した時には最も効果的な攻撃によって敵を排除します。敵の情報を獲得して戦うので「獲得免疫」といいます。

たとえば「はしかは1度かかったら2度かからない」のは獲得免疫のおかげです。このしくみを利用して、ワクチンによる予防接種が行われているわけです。

この2つの免疫は、第1部隊と第2部隊といった役回りで、まず第1部隊が敵と戦い、その結果と情報をもとに第2部隊が戦います。この時第2部隊は敵にぴったりの武器（抗体）を作って備えているので、2戦目は有利に戦えるというわけです。

免疫システムが敵と認識するのは、ウイルスや細菌などの外敵だけではありません。がん細胞も対象になります。

胸腺はエリート免疫細胞学校

こうした免疫システムを構成する細胞は、骨髄で作られています。

骨髄とはどこにあるのでしょうか。骨髄は文字通り骨の髄です。背骨だけでなく上腕骨や足の大腿骨など太い骨の中心部にあります。骨髄移植などの場合は、腰椎（背骨の下の腰の部分）から採取します。

骨髄で作られた免疫細胞の一部は胸腺という組織に送られ、そこで特別な訓練を受けます。特別な訓練とは、異物を見分ける訓練であり、その物質が「敵であるとみなし攻撃の指令を出す」か「敵ではないとみなして無視する」かを判断することです。

こうした訓練を受けて合格した細胞だけがT細胞になり、さらにヘルパーT細胞、あるいは攻撃専門のキラーT細胞やNK細胞に分化します。そして血液の中で、外敵などの異物に備えるわけです。

ちなみにNK細胞とはナチュラルキラー細胞のことで、日本語にすると「生まれながらの殺し屋」となります。物騒な名前ですが、敵を殺傷する能力に優れ、特にがん細胞に対しては最強です。

特徴としてこの細胞は、ヘルパーT細胞の指示を受けずに行動し、がん細胞などを発見するとたちまち接触し、パーフォリンという弾丸を撃ち込んで破壊してしまいます。こうした攻撃力から、がんに対する免疫療法などで利用される細胞です。

脾臓で免疫システムはさらに強化される。水溶性珪素で脾臓由来の免疫細胞が増加

免疫に関わる臓器は他にもあります。たとえば脾臓です。

あまり知名度のない臓器で、かつては「赤血球の墓場」「廃棄物処理場」「なくても支障がない」などと揶揄されていましたが、最近の研究では重要な免疫組織であることがわかってきました。

脾臓がどこにあるかというと、心臓の下、左の脇腹付近にあって、大きさは握りこぶしくらい。内部にザルのような組織があって、そこで動脈から流れ込む血液をろ過

して、新鮮な血液にして再び血管に戻す働きをしています。特に、古くなった赤血球をこしとって処理する働きがあり、不要な成分は処分し、まだ使える鉄などは再利用する仕事をしています。

脾臓のザル状の組織の周辺には免疫細胞がたくさん待機していて、ザルの目にひっかかった血液中の細菌や異物を拾い上げては処理する仕事をしています。一説によると、ここには体全体の4分の1に上る免疫細胞が集結しており、免疫機能の要といえる臓器なのです。

以前は「なくてもいい臓器」と考えられ、胃がんの手術の際など、周辺への浸潤を心配して切除することもあったそうです。するとのちに患者さんが、重い感染症になることが多いなど問題が発生し、見直されるようになりました。

今日、あらためて脾臓は免疫組織としての存在価値を認められています。

本書で紹介している水溶性珪素による免疫力の試験があります。それによると水溶性珪素を摂取したラットにおいて免疫細胞が増加し、特に脾臓の力が増強したという結果になりました。また脾臓由来の免疫細胞が増えました。これは水溶性珪素が脾臓の細胞を活性化したことを意味しています。

また他の実験では、珪素そのものにも細菌を抑え込む静菌力があることがわかっています。これは体内においては免疫力そのものです。

腸管免疫とは何か

最近最も注目されている免疫組織は腸管です。腸管免疫という言葉を聞いたことがあるという方も多いことでしょう。

腸管とは消化器官の中でも小腸から大腸にかけての臓器を指し、その腸壁には膨大な免疫細胞が待機し活動していることから注目されるようになりました。

脾臓には全身の4分の1の免疫細胞が集結していると述べましたが、一説によると腸管には全身の6割の免疫細胞が集まっているそうです。脾臓と腸管だけでほとんどの免疫細胞を集め、これらの臓器を基盤として全身の血管やリンパ管を巡っているというのが実際のようです。

消化器とは、口から肛門までの全長8〜10メートルあまりの臓器のことです。われわれは食物から栄養を摂取して生きているので、この消化器の区間に、食物という異物を通過させなければなりません。何とか異物の侵入を防ぎつつ、栄養だけを取り込む必要があります。そのため消化器は、内部であって内部でない「内なる外」であるといわれています。

まず口では殺菌力のある唾液が、胃では塩酸に等しい胃酸が食物を溶かします。混入している病原体があれば、これで大抵は死滅してしまいます。

胃でドロドロの状態になった食べ物は、小腸に送られます。小腸からは栄養を吸収しなければならないので、ウイルスや細菌、毒物が混入していたら大変です。小腸は体内最大の危険エリアです。

ここからは、体内に入れてよいものと悪いものを正確に選別しなければなりません。強力な免疫力、それも瞬時に判断できる独立した免疫力が必要です。

そこで腸管、特に小腸の腸管には、特殊な免疫細胞のある突起がびっしりと生えたパイエル板という免疫組織があります。突起に生えた細胞が、細菌などの異物を吸着し、背後に控えたヘルパーT細胞に渡すと、T細胞はB細胞に抗体を作らせ、その抗体によって細菌は体内への侵入を阻止されます。

ヨーグルトやオリゴ糖で腸内環境は改善するか

ウイルスや細菌などの病原菌の侵入を防ぎ、われわれの健康を守ってくれている腸管免疫と、腸内に常駐している強力な免疫軍団の腸内細菌。これらを活性化するには、どうすればいいのでしょうか。

一般に推奨されているのは、乳酸菌、ビフィズス菌などの善玉菌の豊富なヨーグルトを食べることです。最近では胃酸や胆汁等の消化液でも死なず「腸まで届く」というふれこみのヨーグルトがたくさん販売されているので、こうしたものを食べることもいいでしょう。

ただし覚えておいていただきたいのは、腸管はすでに100兆個を超える腸内細菌がびっしりと住みついている環境です。腸内細菌はその人の体質そのものであり、一朝一夕には変わりません。どんなによいヨーグルトを食べても、含まれる善玉菌は腸管に定着するのは難しいようです。

ただ乳酸菌やビフィズス菌は、死んでも腸内細菌のエサになります。過大な期待を持たず習慣として食べていれば、少しずつ腸内に居場所をみつけ、いずれは腸内環境の安定に一役買ってくれるかもしれません。

オリゴ糖も腸にはよいようです。この特殊な糖は腸内細菌のエサになってこれを増やし、腸内環境を整えるとされています。カロリーも通常の砂糖の約半分であり、健康的な糖だといえそうです。

注意点は「砂糖の半分のカロリー」はあるということ。食べてみるとわかりますが、オリゴ糖はさほど甘くありません。砂糖並みの甘さを求めて使っていると砂糖の倍量は食べてしまい、低カロリーの意味がありません。血糖値が気になる人は充分注意が必要です。

水溶性珪素は腸管免疫を活性化する最強の食物繊維

最もおすすめなのは食物繊維の豊富な食品です。食品でいえば野菜、海藻、豆製品、全粒穀物などが挙げられます。

食物繊維は、野菜や海藻などの細胞を形作っているセルロースそのものであり、消化吸収しにくい物質です。それが大きなメリットになり、腸のぜん動運動を促し便通をよくします。また過剰なナトリウムなどを吸着して排泄させます。

最大の働きは腸内細菌を刺激し、善玉菌の活動を活発にすることです。善玉菌が増えて腸内環境が整えば、腸管の免疫細胞も活性化し、間違いなく免疫力も高まります。

このいいことずくめの食物繊維、免疫力を高めるためにも毎日積極的に摂取したいものですが、これがなかなか難しいようです。

日本人が1日に摂取すべき食物繊維の量は25~30グラム。調査によると、実際はその半分くらいしか食べていないそうです。

それは食物繊維の豊富な食品は、前述の野菜、海藻、豆製品、全粒穀物など調理に手間のかかるものが多いからでしょう。野菜でもゴボウやシイタケ、カボチャ、イモ類。豆製品は豆腐や納豆などすぐ食べられるものがありますが、煮豆となったら難易度が高くなります。全粒穀類といえば玄米、大麦、カラス麦など。こうしたものを家庭で調理するとなるとかなり覚悟がいりそうです。

これらが含まれた加工食品は多いものの、添加物や品質、また経済性を考えると心配です。

では食物繊維とは何かをもう一度考えてみると、植物の細胞壁を形作っている物質であり、珪素がその要になっていることに気づかされます。珪素はコラーゲンなどの構造の柱となり、全体をまとめあげる物質です。

ですので食べ物から食物繊維を必要な量摂取するのが難しい場合は、珪素を摂取するといいでしょう。珪素は、量的には少なくても食物繊維の要であり、その働きを強化します。

ただし珪素は、吸収性を考えると水溶性でなければなりません。水溶性の珪素は腸内で他の食物繊維の働きを助け、腸内環境を整えて免疫力を上げることができます。

珪素と免疫力の関係については、実験によって直接ウイルスを不活性化すること、胸腺や脾臓の免疫力を上げることがわかっています。

水溶性珪素の安全性を検証

珪素、特に水溶性珪素が、われわれの健康にとって大変有益な物質であることはおわかりいただけたでしょう。専門機関や研究者による様々な研究及び試験も、水溶性珪素の多彩な効果を証明しています。

さて、水溶性珪素は一部美容のためにスプレーしたり塗布することもありますが、飲用する方がほとんどです。継続して飲用する方も多いので、その安全性について試験も交えてご紹介します。

まず珪素という物質の安全性については、厚生労働省の定める食品衛生法がありま す。これによって珪素は、「人の健康を損なうおそれのないことが明らかであるもの」のうちの1つとして、法的に認められています。以下が、それを示す告示になります。

○厚生労働省告示第四百九十八号

食品衛生法（昭和二十二年法律第二百三十三号）第十一条第三項の規定に基づき、食品衛生法第十一条第三項の規定により人の健康を損なうおそれのないことが明らかであるものとして厚生労働大臣が定める物質を次のように定め、平成十八年五月二十九日から適用する。

平成十七年十一月二十九日

厚生労働大臣　川崎二郎

このように、人の健康を損なうおそれのないことが明らかであるものとして厚生労働大臣が定める物質は、珪素を含めて全部で65あります。有名なものに混じって珪素が認定されていることからも、その安全性がよくわかります。

2時間とどまった後、体内に蓄積されることなく排出される

珪素が飲用して安全であるかどうかは、飲用後の血液を調べればわかります。下のグラフを見るとわかる通り、珪素は体内に長時間蓄積される物質ではありません。珪素を食物として摂取すると、すみやかに血清中の珪素濃度が上昇し始め、120分でピークを迎え、その後徐々に減少していくのです。食品の体内動態（体内に吸収された後、どのように排出されるか）がわかっているというのは、安全性において優れているといえます。また、珪素の医薬品ＧＬＰ（Good Laboratory Practice）基準安全性試験で

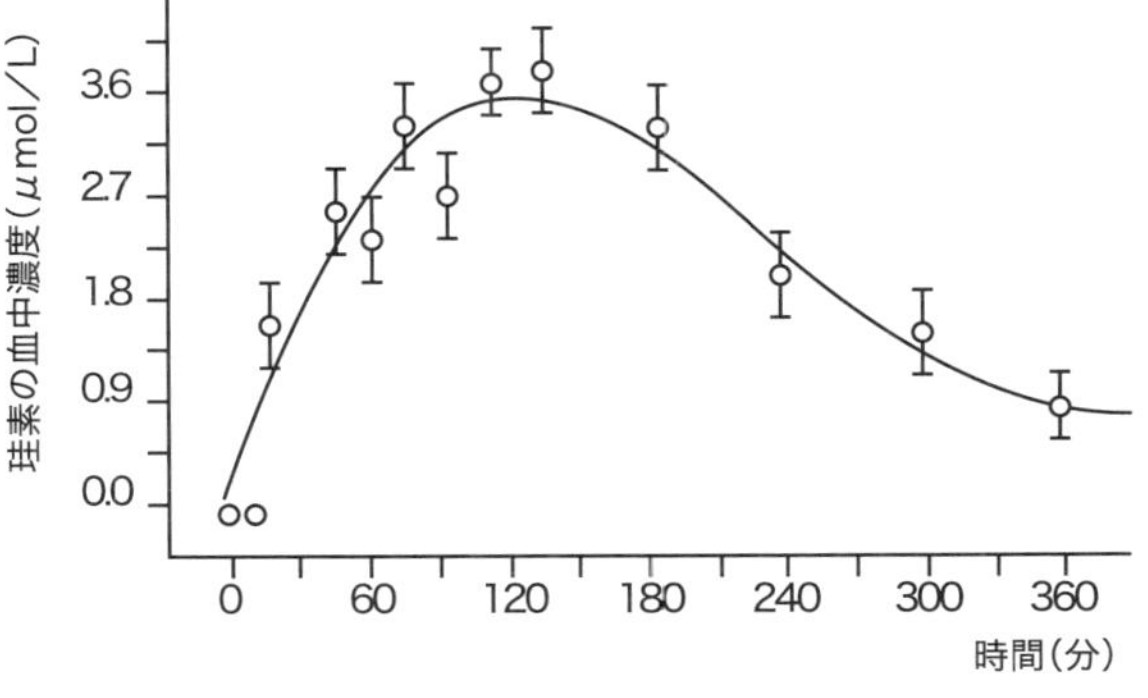

は、遺伝毒性がないことも確認されています（出典：Ravin Jugdaohsingh et al., Am J Clin Nutr 2002）。

遺伝毒性なし。経口による異常や死亡なし

食品の安全性については、色々な側面からの検証が必要です。まず、ある食品を食して初期に現れる異常や死亡を急性毒性といいます。水溶性珪素は、マウスを使った急性経口毒性試験において全く異常がなく死亡例もありませんでした。急性毒性はないと証明されています。

ある食品、あるいは物質を一定期間飲用し、表面的には異常がなくても、遺伝子に傷がついている場合があります。あるいはその子孫に異常が発生したら安全とはいえません。これを遺伝毒性といい、食品の安全性を検討する上で非常に重要です。水溶性珪素は、専門機関での検査で異常が認められず、遺伝毒性はないと証明されました。

多くの安全性試験においても問題がなく、またこれまで一般の利用者から、水溶性

珪素の飲用、あるいは塗布などの使用において健康被害の報告はありませんでした。
こうしたことから水溶性珪素は、安心して使用できるものだと考えられます。

第3章

医療の現場からの報告

水溶性珪素はこうして生まれてブームになった

日本珪素応用開発研究所　所長　**金子昭伯**

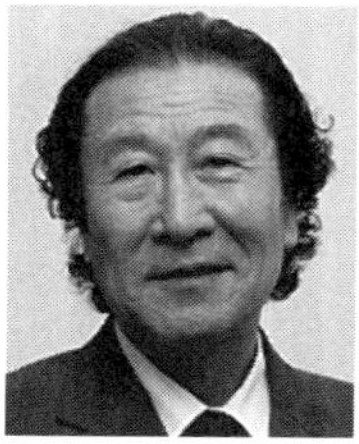

ドイツでは4番目の必須栄養素・珪素

人間の体にとって必要なものは何か。健康にとって重要な物質は何か。私は長年考えてきました。一時、それは水素ではないかと思っていた時期があります。

水素という物質は活性酸素と結びついて、酸化による様々な害をゼロにすることができるからです。老化やがん、生活習慣病の原因が活性酸素であることは今日よく知られています。

しかし水素には、何か物足りなさを感じていました。人間は体内に栄養を取り入れて生きる生物です。水素には化学反応を起こす力はあっても、栄養にはなりません。活性酸素と結びついて、無害な水が残るだけです。

そうして次に浮かんできたのが珪素です。珪素は水素同様、単一の元素です。しかし食物繊維の材料であり、体内でゆっくりと消化、吸収されます。珪素は人間の体を構成する重要な栄養素であり、人間が活動するための必要不可欠な物質です。

欧米では珪素の重要性は広く認知され、ドイツでは4番目の必須栄養素とされています。サプリメントとしては、何年もナンバーワンの地位にあります。

しかし日本ではほとんど理解されておらず、厚労省も珪素が栄養素として重要であるとは表明していません。無害な物質であることは認められ公表されていますが、有益であることも抗酸化力があることも認められてはいません。

人間の体は、食事で摂取したものでできています。栄養によって体は作り上げられ、栄養がエネルギーになって人は活動できるのです。栄養のアンバランスが健康を壊すこともあります。

栄養学を重視する国、たとえば前述のドイツでは、ドクターは白衣のポケットに栄養状態を分析する機器をしのばせており、どんな患者さんでもまずは体に当てて栄養状態をチェックします。

私は、日本の医学にもドイツのような栄養学をもっと取り入れてほしいと考えていました。そして日本人に最も欠けている認識、珪素の重要性を知ってほしいと思い、水溶性珪素の開発に取り組んできました。

珪素は水溶性でなければならない

よく鉱物の珪素をどうやって液体にするのですか、という質問をされますが、液体かどうかではなく、水溶性かどうかということが重要なのです。珪素が人体の細胞のすみずみにまで吸収されるためには、水溶性でなければなりません。

しかし原料の石英や水晶は硬い石です。これをいくら粉砕しても水溶性にはならないので、特殊な加工が必要です。

まず原料の石英を摂氏2000度という高温で熱すると、ガス化します。そのガスを回収し、ナトリウムに吸着させます。ここで物質的には液体になります。これを特殊な籾殻のフィルターを通してろ過し、不純物を取り除きます。簡単にご説明するとこれで水溶性珪素のでき上がりです。

このように説明すると、さぞ試行錯誤の繰り返しだったのではないかと思われるようですが、そうではありません。もちろん化学的な物質の加工法のセオリーはわかっていますが、私の場合、一種の天啓のようなものがありました。珪素は水溶性でなければならない、そのためにはこうしたプロセスが最適である、といった感じです。

誰にも理解されなかった時代からブームの今日まで

私が珪素の重要性に気づき、水溶性の珪素の開発に成功したのが２０００年ごろ。それから10年は、誰にも見向きもされませんでした。「珪素？　何それ」という感じで、いくら私が珪素の重要性を力説しても、信用してもらえませんでした。

そこで私は、知人の医師や医療の専門家に相談しながら、難病で苦しんでいる人や、医者が匙を投げた末期がんの人などに、水溶性珪素を飲んでもらっていました。もちろん無償で、本人が希望した場合に限ってです。

基本的に珪素が無害であることは厚労省も認めているので、安全性には問題がありません。他に治療法のない人は、わずかな希望を持って、あるいはダメで元々という気持ちで飲んでくれました。

そうやって水溶性珪素を飲んでくれた人の中に、奇跡的な回復をみせる人が次々と現れたのです。中には余命宣告を受けた人、数ヶ月の命という人もいて、そうした人が元気になって、今度は珪素を他の人たちに紹介してくれるようになったのです。

ここ4～5年、珪素はブームになってきました。それは今まで水溶性珪素を実際に飲んだ人、経験者の口コミによる力が大きいのではないかと思います。

圧倒的な抗酸化力が病気や老化の原因を取り除く

水溶性珪素の持つ力で代表的なものといえば、圧倒的な抗酸化力です。

酸化とは、物質を腐らせ、錆びつかせる現象です。細胞でいえば、酸化は組織を傷つけ様々な働きに支障が起きることです。最悪の酸化は、細胞の核の中にある遺伝子に傷をつけ、突然変異を起こすことです。ご存じのように遺伝子の傷はがんにつながるので、酸化といっても簡単な話ではありません。

その最大の原因は活性酸素であるとされ、生物は本来持っている抗酸化力を駆使して、活性酸素による酸化、及びその害を防いでいます。

しかしその力が、ストレス、体内環境の悪化、有害物質の増加などで衰えてしまうと、がんのような病気や老化につながってしまいます。

水溶性珪素の抗酸化力は、こうした現象を防ぎ、病気や老化の原因を取り除く働きを持っています。つまり病気の予防や老化防止に役立つということです。

しかし最も優れた働きは、病気や老化で傷ついたり衰えたりした細胞を修復し、再生させることです。

これは抗酸化力だけでなく、珪素が、人の体のあらゆる組織、臓器の材料であるからこそ可能なのです。珪素は、たとえば骨や筋肉、皮膚、あるいは脳や内臓などの材料です。特定の臓器、組織なのではなく、あらゆる部分の細胞の材料だといっていいでしょう。だからこそ、様々な病気に対する効果があるのです。

全身の血管の材料であり、傷を修復する力がある

珪素は全身のあらゆる組織、臓器の材料であると述べましたが、中でも特筆すべきは血管の材料であることです。

血管、特に毛細血管は、全身の細胞に栄養と酸素を運ぶ働きをしており、生命維持の要です。しかし全長10万キロメートルといわれる血管の、中でも9割以上を占める毛細血管の内径はわずか5～10ミクロンと狭く、直径7ミクロンの赤血球などの血液細胞がそのままでは通過できない箇所もあります。そのために血管は丈夫でありながらしなやかで、大きな血液細胞がサラサラと通過できる柔軟性が必要です。

しかし加齢や生活習慣などで血管の内側に中性脂肪やコレステロールなどが付着して動脈硬化が進むと、血管は硬くなり、血液細胞がスムーズに流れなくなり、血栓ができたり破れて出血しやすくなってきます。いわゆる血流障害が始まり、加齢に伴って血圧が高くなるのはそのためです。

また加齢に伴って血管の材料である珪素も減少するため、傷んだ血管を修復したり

新しい血管を作る力も衰えてきます。

そこで、血管の材料である珪素を補っていただきたいのです。珪素を補うことによって、傷んだ血管の修復が早くなり、血管のしなやかさや丈夫さが回復してきます。そうなれば血流障害が改善し、全身状態もよくなってきます。

こうした効果を全身の細胞で発揮するためには、珪素は水溶性であることが重要です。体内に入って、血管を通って全身のすみずみまで到達するためには、消化吸収がしやすい水溶性珪素でなければなりません。

病気の人だけが水溶性珪素を飲んでいただきたい

加えて珪素には、次のような健康効果があることがわかっています。

圧倒的な抗酸化力をもとにした静菌性や傷ついた細胞をいやし治す消炎性、ミトコンドリアを活性化し細胞そのものを活性化する効果などです。

さらに素晴らしいのは免疫力を高める効果です。放っておくと加齢と共に萎縮してなくなってしまう胸腺を維持し、いつでも免疫細胞を作り免疫力を強化する力があります。また、骨の中身であるコラーゲンを丈夫にして骨粗しょう症を防いだり、全身の老化防止や若返り、糖尿病の予防と改善など枚挙にいとまがないほどです。

ですので、現在健康な人が珪素を摂取すれば、健康の維持・向上がはかれるのは間違いないといえるでしょう。

しかし私があえていいたいのは、健康な人、特に若く元気な人は、珪素など取る必要がないということです。今元気な人なら、栄養学を少し学んで食生活に気を付け、適度な運動をして、生活習慣を正しいものに整えれば当面健康は維持できます。将来年を取って、がんや糖尿病など難しい病気になったら、その時に初めて水溶性珪素を飲めばいいのです。

水溶性珪素は、決して高価なものではありませんが、健康な人は、余計なお金を使う必要はないと思います。

水溶性珪素は、現在、健康不安がある人、何らかの病気を患い、現代医学では治癒の難しい状態にある方にだけ飲んでいただきたい。難病、重病、あるいはそうした病気の再発のリスクの高い人にだけ飲んでいただきたいのです。

そうした人こそ、水溶性珪素の確かな効果を実感できますし、回復の希望を持っていただけるからです。

今珪素がブームになりつつあります。これが一過性のブームに終わることなく、難病、重病で治る見込みがないといわれた人、本当に必要な人に水溶性珪素が届けられることを願っています。

腹六分目に食べることと水溶性珪素で、難病克服の道が開ける

医学博士・クリニック細井皮膚科　院長　**細井睦敬**

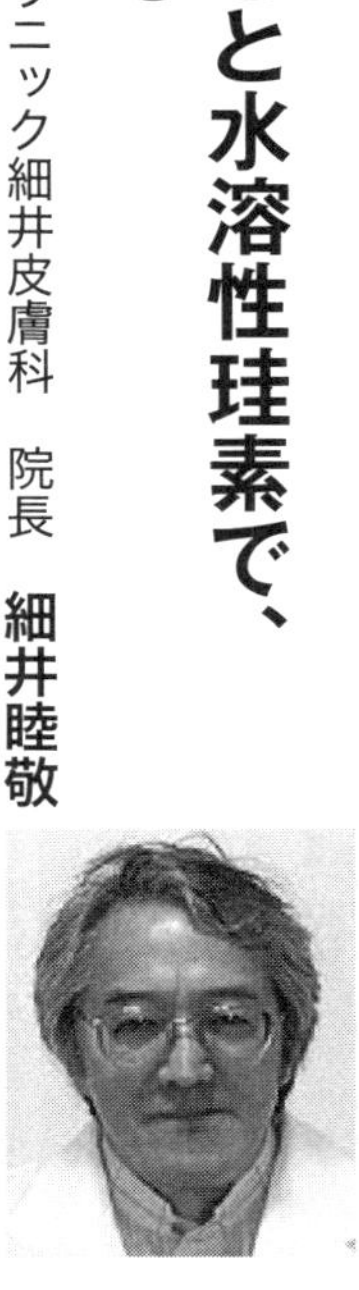

現代医学の治療に限界を感じて

医師という職業についてかなりの年月がたちました。昔は私も、現代医学に拠って患者さんの治療に当たっていましたが、思うようにいかないことが少なくありませんでした。特にがんやパーキンソン病などの難病、あるいは糖尿病に代表される生活習慣病の多くは、現代医学で治療しても、なかなか完治にいたらないことが多いのです。

最先端の研究をもってしても、最新の薬をもってしても、多くの難病はなかなか治すことはできません。それどころか治療そのものが患者さんを苦しめ、命を縮めることがあるのです。

現代医学には限界がある。それだけでなく、もっと患者さんの心身に優しく、自然

の力を生かした治療はできないだろうか。それが、私が統合医療を取り入れるきっかけでした。

そこで東洋医学、代替療法などを取り入れた方法を少しずつ実践していくと、現代医学では治療困難な患者さんの中に、目覚ましい回復を見せる人が出てきたのです。

様々な物質や手法があります。病気によって、病状によって、あるいは患者さんの向き不向きによって効果が出るもの、出ないものがあります。

しかしどのような病気や症状であっても、オールマイティの効果が得られるものに、近年注目を浴びている珪素があります。

なぜ珪素が様々な病気に効果があるのか

珪素は1つの元素ですが、人間の体の重要な素材です。血管、リンパ節、胸腺、肺、脳、肝臓、腎臓、骨、皮膚、爪。珪素が含まれていない臓器、組織はないといってもいいでしょう。

しかし加齢に伴って、珪素は次第に減っていきます。またストレス、有害物質などにより臓器、組織が傷つき、うまく機能しなくなって病気が発生します。そうした状態に珪素を補給することによって病んだ部分の修復が行われると、機能が回復し、治癒への道が開けると考えられます。

また珪素には、組織、臓器の素材であるだけでなく、古いもの、有害なものを除去し、細胞を再生する働きがあるようです。

わかりやすいのは血管です。血管は全身にくまなく張り巡らされ、体中の細胞に栄養と酸素を運んでいます。前述のように加齢や、血管の場合は中性脂肪や悪玉コレステロールなどの付着によって内壁にプラークができると、血管が詰まって(血栓)栄養や酸素が細胞に届かないという事態になります。これが動脈で起これば動脈硬化であり、脳梗塞や心筋梗塞になります。

しかし珪素を補給すると、内壁のプラークがはがれやすくなり、傷んだ血管の修復がスムーズになります。血管の再生が進み健康な状態を取り戻せるというわけです。珪素が血管の素材であり、有益な働きをするというのはそういうことです。

毛細血管においても同様です。たとえば老人性紫斑病という病気がありますが、これは皮膚の表面に近いところの毛細血管が詰まって切れてしまい、アザのように見える病気です。

しかし私の治療経験では、珪素を充分補給することで毛細血管が再生し、健康な状態に戻すことが可能です。これは通常の治療ではできないことです。

品質のよい水溶性の珪素でなければならない

珪素は、カラス麦やキビなどの穀類や、じゃがいも、青のりなどの海草に含まれているので、そうした食品を積極的に食べるのもいいでしょう。

ただし食品に含まれる珪素はごく微量です。また人工的に栽培、養殖されたものは、農薬や環境汚染の心配もあります。

したがってより多く、また安全に珪素を摂取するにはサプリメントがいいと思います。汚染のない清浄な水晶などを原料にした水溶性のサプリメントが、最近入手できるようになりました。

ただし珪素は、水溶性でなければなりません。人の消化器で消化吸収するためには、鉱物原料を粉砕した粉状の珪素では無理です。

現在健康で、その状態を維持したいという方であれば、珪素を含む安全な食品を食べる程度でいいでしょう。しかし何らかの健康問題を抱えていて、珪素の力を実感したいという方は、品質のよい水溶性珪素のサプリメントが効果的だと思います。

「先生なら何とかしてくれると思って……」

治療に統合医療を取り入れるようになってから、その噂を聞きつけたのか、色々な患者さんが私のクリニックを訪れるようになりました。

ある時、60代のパーキンソン病の女性が来院しました。手が震え（振戦という）、ものを持つのがつらい、歩行困難といった症状を訴えておられました。

パーキンソン病は、脳神経の異常がもたらす身体機能不全で、有名な難病の一種です。体がスムーズに動くようになる治療薬はありますが、薬があまり効かない人も多く、悪化の一途をたどる人もいます。この方も、やはり薬が効かず、大学病院でもダメだったといっておられました。

それではなぜそうした大病院でなく、私の個人病院にやってきたのかと聞くと「先生なら何とかしてくれると思って」といわれるのです。

そういわれると医者冥利というか、使命感を刺激されてしまいます。「そんな大病院でよくならなかったんじゃ、ウチでもダメだよ」といいながら、この方に珪素を勧めました。水溶性珪素を1日10㎖飲むだけです。

すると2週間後、手の震えが止まり、その後普通に歩けるまでになり、何と旅行にまで行けるようになったのです。これには正直、私の方がびっくりしてしまいました。

パーキンソン病にはいくつか原因があるとされますが、私は、脳細胞の内部のミトコンドリアの問題が大きいのではないかと考えています。ミトコンドリアは細胞の活動を支え、エネルギーを補給するエンジンのような存在です。脳細胞内部のミトコンドリアが機能不全になれば、脳が命令を出している体の動きに支障が起こります。

ミトコンドリアは、組織そのものに珪素が含まれ、かつ珪素の持つ抗酸化力で不具合を治すことができます。したがって珪素を補充することで活性化し、患者さんの脳細胞の働きも改善したのだろうと考えられるのです。

パーキンソン病の症状である手の震えが珪素の摂取で改善したといった例は、複数のクリニックから報告されています。やはり珪素が回復の鍵になるのではないか、と私は考えています。

様々な病気改善や老化防止に効果

前述の血管を健康にする効果でいえば、糖尿病改善にもつながります。

糖尿病は、インスリンというホルモンの不足、あるいは抵抗性(うまく働かない)のために、食事で摂った糖が細胞に吸収されずに血液中に漂い続ける病気です。糖はやがて有毒な状態に変化し、血管や神経を冒し始めます。この毒が原因で様々な合併症が現れ、失明したり、壊疽で足を切断したり、腎症で人工透析になる人が、今もたくさんおられます。

治療法は、食事療法や運動療法を基本として、血糖降下剤、あるいはインスリンなどによる薬物療法です。

しかしどんなにしっかり治療しても、いつのまにか悪化しているのが糖尿病という病気の難しさです。

ところがこうした糖尿病の患者さんに水溶性珪素を飲んでいただくと、血糖値が下がり、ヘモグロビンA1cも下がって改善する方がおられます。私のクリニックでも、珪素の摂取でヘモグロビンA1cが9・0から正常値の6まで下がった方がおられます。治療に当たった私が驚いてしまいました。

これはやはり、珪素が、インスリンを分泌するすい臓のβ細胞を修復し、抵抗性を示していた細胞自体も正常になったとしか考えられません。

また珪素が全身に作用するとしたら、老化防止が可能です。私自身、珪素をずっと飲み続けていますが、白かった髪の毛が黒くフサフサになり、肌年齢が実年齢の66歳から40歳に若返りました。これも私自身が一番驚いている効果です。

老化と病気を遠ざける腹六分目と水溶性珪素

ただし私は珪素があればどんな病気でも治るとか、誰でもどんどん若返るとは考えておりません。そんな話は眉唾ものですし、自然に反します。

現代において、病気や老化を促進する要素に、食事に代表される生活習慣や環境問題、ひょっとしたら現代医学も挙げられるかもしれません。そうした問題を改善するために私が重要だと考えているのが、「食事は腹六分目」ということです。

人類は、先進国に限定してですが、過食という問題を抱えています。必要な量の1・5倍は食べている。しかも脂肪の多い、カロリーの高い、添加物満載の食事です。これを約半分にして、脂肪や糖分、添加物を摂らない食事に切り替えると、多くの病気を遠ざけ、老化もかなり遅くすることが可能なのではないかと思います。

そして水溶性珪素です。

病気や老化の原因（過食）を取り除いて、細胞再生の要である水溶性珪素を摂取する。

これで健康長寿、そして自然な若さを手に入れられる。そのことを私は身をもって、あるいは患者さんの治療を通して感じています。

次に私が水溶性珪素を使って治療した方達を紹介します。

水溶性珪素を使った治療例

「筋肉が痛くて歩けないのが2、3日で改善」

20代の女性だが、足の筋肉が痛くて歩けない状態だった。水溶性の珪素を塗ったら、2、3日で痛みがとれた。

「熱傷が3日で完治」

20代の女性で、職場でコーヒーをこぼし熱傷。水溶性珪素を試したところ、3日で跡も残らず完治した。

▼「尋常性乾癬症が2週間目から改善し始めた」

これは米国人女性の症例。一般には尋常性乾癬症の治療は困難を極めるが、あまりにひどかったので水溶性の珪素を摂取し、患部につけたところ、2週間目から改善が認められ、2ヶ月でほぼ正常化した。

▼「末期がん患者の生活の質(QOL)を改善」

末期がんの男性患者が私の考案したサプリメントのブレンドでほぼ改善。しかし、元気がないので、水溶性の珪素を摂取したところ、みるみる元気になった。

▼「アトピーが1ヶ月できれいに改善」

40代の女性だが、23歳よりアトピーで特に目の周りがひどく、外出もできずに悩んでいたが、水溶性珪素をはじめて1ヶ月後に再診したところ、ほとんどきれいに治っていた。涙が出るほど嬉しがり、感謝してくれた。

「大動脈瘤が2ヶ月で半分に縮小」

腹部大動脈瘤だった60代の男性が、水溶性の珪素を摂取して2ヶ月目ころから、かなり症状の改善が認められた。今は日常生活を楽しめるまでになっている。動脈瘤の直径は4センチくらいだったが、かなり縮小している。さらに、血圧が安定し、髪の毛が新しく生えてきた。男性機能も元気になったという。

「帯状疱疹が2、3日で完治」

1歳半の男の子に帯状疱疹があったので、水溶性の珪素を薄く塗ったところ、2、3日で完治。その祖母も顔に珪素を塗ったら非常に調子がいいと喜んでいた。

「陥入爪の痛みが12時間で止まった」

陥入爪の痛みがひどいという60代の女性だが、水溶性の珪素を塗ったら半日ほどで痛みが止まったという。1週間ほどで、ほぼ気にならない程度になった。

▼「唇と頬に塗ったら1日で治る」

20歳の女性だが、唇と頬にできた皮膚炎が皮膚科に行ってもよくならないと諦めていた。それが、水溶性の珪素を塗ったところ、1日でよくなったと報告してくれた。

▼「首と顔の白癬、顔の肌荒れが改善」

中年の女性だが、希釈した水溶性の珪素をスプレーしながら白癬菌のラミシールクリームを塗ってもらったところ、1週間くらいで劇的に改善。ラミシールだけ塗っていた時は、あまり改善しなかった。顔の肌荒れもかなり改善した。

▼「肌がツルツルになった」

顔の肌で悩んでいた30代の女性が水溶性の珪素を顔にスプレーしたら、肌がツルツルしてきれいになった。

▼「肌や便秘の悩みが解消」

40代後半の女性だが、肌や便秘で悩んでいた。水溶性の珪素を始めたら、肌がつやつやになった、疲れが取れた、便秘がよくなった、しみが薄くなったと報告してくれた。

▼「統合失調症が2、3ヶ月で改善しだした」

20代後半に統合失調症と診断され、その後、薬を服用するも改善せず症状は進行するばかり。会社も早退し、休息をとることしばしばだった。ところが水溶性の珪素を始めると、2、3ヶ月で状態は安定し、仕事にも普通に出られるようになり、スポーツも楽しめるまでになった。統合失調症は精神科医でさえ困難な病だが、水溶性珪素で脳神経の再生がうまくいけば、回復すると推測できる。

▼「顔の熱傷が1週間以内でよくなった」

熱風で顔に熱傷を負った20代の男性。水溶性の珪素を薄めて顔にスプレーしたところ、1週間ほどで改善した。

▼「2、3週間でしみ、ソバカスが消えた」

しみ、ソバカスで悩んでいた50代の女性。水溶性の珪素を顔にスプレーしていたら、2、3週間でしみ、ソバカスが消えた。本人はすごく喜んでくれた。

▼「32年間、鬱だったのが改善」

32年間、鬱だった娘さんに父親が水溶性の珪素を色々な食品に加えて摂取させたところ、症状が改善した。父親は、娘さんは嫁に行けないと思っていたが、娘さん本人は嫁に行けるというようになった。実は母親も鬱なので、珪素の摂取を勧めたが拒否した。そのため変化はない。珪素の摂取による変化が歴然と現れた症例である。脳にはミトコンドリアが多いので、珪素が不足すると、脳内のニューロンや脳神経が活性酸素でダメージを受けて、脳疾患を起こしやすい。珪素を摂取すると、脳内のミトコンドリアを活性化し、脳疾患を防ぐのではないか。

がんにも糖尿病にも骨にもよい通常の治療と併用してさらに効果がアップ

医学博士・藤沼医院　院長　**藤沼秀光**

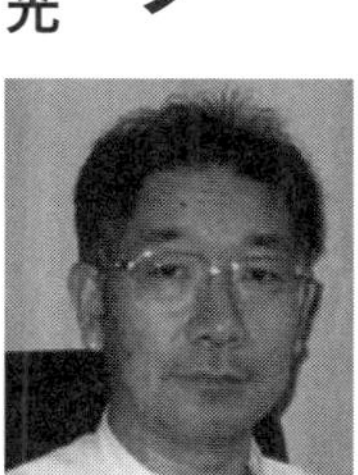

体が軽くなってバランス感覚が改善。加齢臭も消えた

珪素を治療に使うということを知ったのは、私がある健康雑誌に執筆していた時で、その雑誌の他の記事で知りました。私はこれまで様々な方法で難しい病気に当たってきましたが、元素である珪素というのは意外でした。カルシウムや鉄などはありますが、珪素という単一の元素を治療に使うというのは驚きました。

新しいものを導入する時は、まず私は自分で飲んでみることにしています。私が60歳の時ですが、水溶性珪素を取り寄せてすぐ飲んでみたら、まず体が軽くなって動きやすい、疲れにくいなど体調がよくなってきました。面白いのは体のバランス感覚で、片足立ちで靴下をはいてもよろけなくなったんです。

もう1つ面白いのは、加齢臭がなくなったこと(笑)。私は電気シェーバーで髭を剃っていますが、カミソリの中に剃った髭がたまってこれが臭い。ところが珪素を飲むようになって臭いがなくなりました。そこで師長に聞いてみたところ「確かに最近臭いません」と。それまで我慢してくれていたんだなと思いました(笑)。

加齢臭というのは汗腺などから出る皮脂が酸化したもの(ノネナール)といいますが、やはり酸化が問題なのです。珪素のおかげで細胞が活性化して、酸化が抑えられ臭いが消えたのではないか、と思っています。

治療法のないがん患者のQOLを上げる

珪素は病気や人を選ばないので、色々な人に勧めて試してもらったところ、がんの患者さんにはいい効果がありました。みなさん水溶性珪素を毎日10㎖、好きな飲み物に混ぜて、ちょっとずつ1日かけて飲んでもらいました。

ある上顎がんの方（性別：男　年齢：60歳）が、かなり進行していて手術ができない状態で放射線治療をしておられたんですが、水溶性珪素を飲んでいただいたところ、とても元気になられた。がんには変化はありませんが、ＱＯＬを上げる効果があったようです。

71歳の前立腺がんの方は、通常治療はホルモン療法だけやられて、他には冬虫夏草等も飲んで、色々な方法を試しておられました。水溶性珪素を飲んでいただいたところ、ＰＳＡ（前立腺がんの腫瘍マーカー）の値が維持できて、活力が出てきたといっておられました。ご本人はとてもいい感じだといいます。まだ飲み始めて1ヶ月くらいなので、これからもう少しいい方向に行けばいいと思っています。

ある大腸がんの方（性別：男　年齢：83歳）は、入院して抗がん剤治療をしておられましたが、すでに肝臓や肺に転移していて、もう治療法がないといっておられた。そこで水溶性珪素を飲んでいただいたところ、副作用があまりなくなって治療が継続できるようになったそうです。

水溶性珪素には細胞を再生させ、毒素などを排出するデトックス効果があるので、抗がん剤の副作用を軽減する力が期待できるのではないかと思います。

61歳になる子宮体がんの女性は、腹膜や腹壁にも転移して、病巣がお腹に転移していました。また副作用がひどくて、抗がん剤などの薬も使えない状況でした。そこで水溶性珪素を1日25mℓ飲用し、さらにお腹の病巣に塗っていただきました。するとお腹に見えていた病巣が次第に小さくなってきました。

水溶性珪素は免疫力が向上するといわれており、がんの方にはいいと思います。通常治療と併せても問題ないし、色々な方法を試している人にも相乗効果があると思います。

じわじわと血糖値を下げる。薬が効かない人にも効果

65歳の糖尿病の女性で、薬物療法、食事療法をしておられましたが血糖値が197

（正常値110以下）、ヘモグロビンＡ１ｃが10・7（正常値6・2以下）という状態で、薬はめいっぱい使っていてこれ以上は飲めないし、インスリンはしたくないという方です。水溶性珪素を飲んでいただいたところ、１ヶ月で血糖値が１１８、ヘモグロビンＡ１ｃが８・７になりました。４ヶ月で血糖値が１２０、ヘモグロビンＡ１ｃ が６・３と、ほぼ正常になりました。体重も65キログラムが４ヶ月で60キログラムに減少しました。

糖尿病の薬は続けておられたので、プラス水溶性珪素で、ここまで血糖値が安定したという例です。

72歳の女性で、糖尿病の薬は副作用により、使える薬が1種類しかないという方です。やはりインスリンは使いたくないといわれるので、水溶性珪素を飲んでいただきました。すると２０１４年3月8日から次のように数値が変わりました。

3月8日　　血糖値２３１　ヘモグロビンＡ１ｃ　９・７
4月5日　　血糖値１０４　ヘモグロビンＡ１ｃ　９・６

７月７日　血糖値１２７　ヘモグロビンＡ１ｃ　８・４

変動はありますが、かなり下がっていることは確かです。通常治療を続けながらですから、なかなかいい経過だと思います。

76歳の女性ですが、糖尿病の薬はめいっぱい使っていて、これ以上は飲めないという方です。２０１４年4月から水溶性珪素を飲んでいただいて、次のような経過でした。

4月30日　血糖値１５８　ヘモグロビンＡ１ｃ　８・３
5月28日　血糖値１１９　ヘモグロビンＡ１ｃ　７・３
6月30日　血糖値１３５　ヘモグロビンＡ１ｃ　６・８

やはりアップダウンがありますが、じわじわと血糖値が下がっているようです。

治療が困難な感音性難聴の聴力が回復

感音性難聴という病気があります。内耳から聴神経における障害で、決め手になる治療法がないのが現状です。低音域の音は聞こえるけれど、高音域の音が聞こえにくくなります。人の話し声は高音域なので、コミュニケーションが取りづらくなり、つらい難聴です。しかも治りにくい、治らないことが多いようです。

78歳の女性ですが、感音性難聴で、十数年補聴器なしでは日常生活が送れず、音も歪んで聞こえるといいます。頸椎症による腰のしびれもあったので、水溶性珪素を飲んでいただきましたところ、1週間で歩くのが楽になり、少し聞こえがよくなってきたといいます。

1ヶ月後には補聴器を忘れることもありました。6ヶ月たちましたが、表のように、高音域以外はかなり改善されています。おそらく稀有な例

(Hz)	右(dB)		左(dB)	
	前	後	前	後
1000	55 →	50	55 →	50
2000	55 →	50	70 →	45
4000	70 →	70	70 →	70

だと思います。

水溶性珪素は、全身のあらゆる細胞の材料になっています。衰えた細胞、死にかけた細胞、再生しない細胞があると、その細胞が担っていた機能がダメになるわけですが、水溶性珪素はひょっとしたらそうした細胞を活性化する力があるのかもしれないと思っています。

パーキンソン病のこわばりなどが改善

パーキンソン病は脳内のドーパミンの分泌が減る難病で、全身のこわばりや歩行困難などが現れ、完治はしないとされています。薬による対症療法で症状を抑えながら、生活していくことになります。

私のクリニックにも、66歳のパーキンソン病の女性の患者さんがいらっしゃいました。通常治療ではなかなか改善がみられないというので、グルタチオンの点滴をされていた方です（グルタチオンとは人の体内にもともと存在するアミノ酸の結合したもので、肝臓においては解毒作用に使われる物質）。水溶性珪素を加えて飲んでいただきますと、今まてより歩行の際の歩幅が広くなるなどの改善がみられました（パーキンソン病では歩幅が狭く小走りになるなどの症状がみられる）。

摂食障害による骨粗しょう症が改善

32歳女性です。摂食障害による体重減少（29・2キログラム）、卵巣機能低下があり、何といっても骨密度が同年代比60歳のレベルでした。

水溶性珪素を摂り始めると、3ヶ月後には骨密度が88％、6ヶ月後には89％と増加し、体重も31・5キログラムまで回復しています。珪素によるカルシウムの取り込みや、コラーゲンの強化がその理由と考えられます。

他にはアトピー性皮膚炎の方にも、水溶性珪素を飲んでもらうことで改善がみられています。

この疾患は慢性的で、通常治療ではなかなかよくなりません。私のクリニックでは、そうした方でも半年から1年で大体改善するんですが、それでも何%かは残ってしまいます。そういう場合に水溶性珪素を飲んでもらうと、うまくいくという感触があります。

珪素は皮膚のコラーゲンを強くする成分なので、バリア機能の弱ったアトピーの肌を強くするのではないかと思っています。

子どもの体内に蓄積された有毒金属を副作用なく排出

医師・医学博士ブルークリニック青山 院長
内藤統合医療センター 院長／埼玉医科大学総合臨床内科非常勤講師
内藤眞禮生

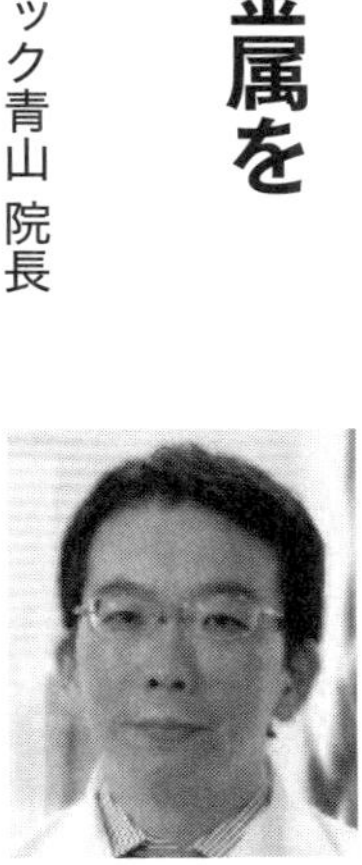

元素を使った治療、珪素の多様性に興味

私は長年、統合医療の1つとして水素やヨードなど元素を使った治療をしてきましたが、珪素もその1つです。ここ1年半くらい治療に取り入れてきました。新しい研究には積極的に関わって、多方面にアンテナを伸ばしている中で珪素に興味を持ったのが治療に使うきっかけです。

珪素はほとんどの臓器、たとえば血管や骨の形を保つ主要構成分であること、珪素が結晶化したものが水晶ですが、これは全く酸化変性しないものであること、さらには体の中で新たな細胞ができる時に、珪素はもともと体内にある万能幹細胞を刺激する可能性があるのではないか、といったことなど、多彩な作用があり、大きな可能性を感じています。

また私は酵素を使った治療もしているので、食事の重要性を常に訴えていますが、野菜を摂る重要性、特に食物繊維は大切だと思っています。食物繊維の構成成分はやはり珪素です。こうしたことからも、珪素は腸管に対してもよい働きをすると思っています。

自閉症児の体内の有害金属を排出させる

私が今最も力を入れている取り組みの1つは自閉症児の治療です。これまで100人を超える子どもたちを診てきました。この疾患の子どもは、鉛や水銀など有害な金属の蓄積がとても多い。そして腸の弱い子が多いです。

私のクリニックでは積極的に重金属を排出させる治療を行います。脳の機能改善には極めて大切なことです。

そのためには、キレート剤で排出させる方法がありますが、腸内環境が十分整備されていないと、かえって毒素排泄に伴い症状が悪化することがあります。

一方、水溶性珪素ははじめから使用することが可能です。珪素はマイナスに帯電していて、有毒金属を吸着して排出させる働きがあります。効き目はマイルドですが、確実に排出されています。そして副作用はないので、子どもにも安全に使えるのです。また珪素は神経細胞の材料になるので、脳の神経細胞を再生するためにも有効と考えています。

次に、実際の症例をご紹介します。

多動でコミュニケーションがとれない9歳の自閉症児。落ち着きが出て友人関係が良好に

9歳の自閉症の男児です。知的な遅れはありませんでしたが、多動で集団行動がと

れない、同世代の子どもとコミュニケーションがとれない、授業中座っていられないといった問題を抱えていました。

毛髪検査をしたところ、水銀とヒ素が多く検出されました。

代謝に関連する遺伝子検査を行ったところ、多動や依存に関わるドーパミンが遷延しやすく、幸福ホルモンといわれるセロトニンの作用が不足していてこだわりや不安感を助長している、共感ホルモンといわれるオキシトシンの作用不足が共感や感情移入の難しさにつながっているという結果になりました。また卵、乳製品、小麦にも腸管レベルでのアレルギーがあることがわかりました。

問題行動への対策として、不足しているセロトニンの前駆体である5HTPや、脳の栄養としてオメガ3を飲んでもらいました。

これらを始めてしばらくは、落ち着きが多少出てきて学校行事に参加できるようになり、便通の改善もみられましたが、日常の行動や性向には変化がありませんでした。友人関係も困難なままでした。

次に重金属を排出させるために水溶性珪素を1日10㎖ずつの服用を開始したとこ

ろ、徐々に水銀が減少してきました。その後も継続しています。協調性を高めることを目的にオキシトシンも開始しました。

それから1年後、このお子さんは落ち着きが出て、授業中はずっと座っていられるようになっています。勉強にも意欲が出てきて漢検に合格し、人前で発表もできるそうです。また対人関係がある程度うまくいって、友達が家に遊びに来るようになり、自閉症の子が非常に苦手とする「予定の変更」にも動揺しなくなったとのことです。

症状に合わせてサプリメントを調合しているので、水溶性珪素だけの効果ではありませんが、有毒な金属の排出（デトックス）効果が出ていることや、脳の機能が改善してきた印象があります。対人関係や多動、限局された行動パターンなども少しずつ変わってきた。これは珪素が脳神経の細胞の新生、再生を助けている可能性もあるのではないか、と思っています。

知的な遅れを伴い多動、自傷行為もある自閉症児。4歳で発語が増え、うれしい気持ちを表現

２歳の時に精神発達遅滞のある自閉症と診断された男児で、言葉が出ない、意思伝達ができない、多動で同じ行動を繰り返す常同行動がある、といった問題を抱えておられました。自分の頭を叩く自傷行為もありました。４歳直前に来院されました。

他の問題としてはピーナッツ、魚など多数の食物アレルギーがあり、アトピー性皮膚炎、気管支ぜんそく、花粉症などがあり、下痢傾向、寝つきが悪いことも生活面では困った問題だったようです。

毛髪検査をすると、水銀とヒ素が多く検出されています。

このお子さんには、脳・肝臓・腸で解毒に関わるグルタチオンを投与し、こだわりや不安感につながるセロトニン不足がみられたので、その前駆体である5ＨＴＰ、言語の発達を促すＧＡＢＡも飲んでもらいました。

はじめは便通と睡眠が改善したくらいで、発語はなく、常同行動も続いていました。

ただ話を理解する力は向上してきて、お母さんの話が聞けるようになっていました。

その後、水溶性珪素を1日10㎖飲んでもらい、オキシトシンも追加しました。

それから7ヶ月後、落ち着きが出て多動が改善、言葉もだいぶ話せるようになりコミュニケーション力が向上しました。うれしいという気持ちが表現できるようになったそうです。自閉症は「視線を合わせる」ことが難しい子が多いのですが、今ではできるようになっています。

夜も9時には寝つくようになり、4歳児としては生活面で困ることはなくなったということです。下痢も治まっています。水銀もかなり減少しています。

人との関わりや配慮することが苦手なアスペルガー症候群。気持ちの切り替えができるようになり夜も早く寝られる

12歳でアスペルガー症候群という発達障害のお子さんです。この障害は、知的な遅れや言葉の遅れがないために、周囲に気づかれにくく、学校や子どもの集団で、わが

まま、しつけが悪いなどと誤解されやすいのが特徴です。

このお子さんも人と関わったり、他者に配慮したりすることが苦手ですが、傷つきやすく怒りっぽいといった性格でした。暴力傾向はありません。漢字など積み重ねが必要な勉強は苦手ですが、美術や書道など創作的な科目では優れていました。寝つきは悪かったようです。

毛髪検査ではカドミウム、水銀、ヒ素が高い値を示していました。卵や乳製品の腸管レベルでのアレルギーがありました。

また代謝関連遺伝子検査をすると、肝臓で解毒を行うグルタチオンの合成が低下していました。多動や依存に関わるドーパミンが遷延しやすく、多動や暴言などにつながっている可能性がありました。セロトニンの作用は不足しており、こだわりや不安につながっていると思われました。共感や感情移入を司るオキシトシンも不足していました。

そこで治療ではまず、心の安定をはかるためにセロトニン、オキシトシン、そしてドーパミンの代謝分解を促すビタミンB群を飲んでもらいました。

その後便通や睡眠、アトピー性皮膚炎は改善しましたが、日常の行動や性向に変化はありませんでした。

次に水溶性珪素を1日10㎖摂取してもらい、食事を変えてもらいました。甘いものを制限し、化学調味料など添加物の多いものはやめ、手作りの食事を食べてもらうようにしてもらいました。またお母さんには過干渉の様子がみられたので、干渉を減らし、「ほめる」言葉かけを指示しました。

水溶性珪素を9ヶ月飲んでもらったところ、カドミウムは激減し、水銀も減少しました。

多動がなくなって落ち着きがみられ、気持ちの切り替えができるようになったようです。人前で意見を述べたり、歌を歌ったり、勉強への意欲が出てきて塾にも本人の希望で入ったそうです。

また夜は早く眠れるようになり、アトピー性皮膚炎も消失しました。珪素はメラトニン、セロトニンを分泌する脳の松果体の構成成分でもあるので、睡眠や精神安定にプラスの作用があると考えられます。

代謝異常と腸内環境の正常化によって発達障害は改善する

現在、日本ではＡＤＨＤ（注意欠陥多動性障害）や自閉症などの発達障害が増えています。医学的には、とにかく大人しくさせるため、しばしばコンサータやリスパダールといった向精神薬でコントロールされているのが現状です。

しかし、その基盤に腸内環境や食事の問題、遺伝子の変異による代謝異常があることはほとんど認識されていません。遺伝子の変異は、母体内でも、母親の食事によっても起こっているのです。

私はこうした障害の治療に、まず代謝障害を見つける諸検査を施行し、食事、酵素、補酵素などの活用、栄養、排毒、腸内環境の整備をし、代謝障害を改善してきました。その結果、実際に問題行動が減り、生活態度が好転するなど多くの改善例が出てきました。

その中で水溶性珪素は、有害金属のマイルドな排出など多方面での効果が期待できます。また安全で副作用もなく、過敏なお子さんも飲みやすいなどのメリットもあります。

こうした結果からも水溶性珪素は、自閉症などの発達障害治療の1つの柱になりうるものだと思っております。

発達障害の治療に水溶性珪素が有効なのはなぜか

私がこれまで発達障害の治療に水溶性珪素を使ってきたことから、その可能性をまとめてみました。

1 珪素は血管内皮の構成成分なので、それを補給することで傷んだ血管の補修が進み、しなやかさが保てる。

2 人間の体温では溶けない血管内のプラークを融解するので、動脈硬化の予防になる。

3 珪素は植物や海藻の細胞壁の構成成分であり、人間が食べる食物繊維の主成分である。食物繊維は腸内細菌を活性化し、腸内環境を整える。腸管免疫力を高める。

4　珪素はリンパ節、肺、肝臓、卵巣、精巣、皮膚、骨、歯、目、毛髪、神経などの主要な臓器の構成成分である。珪素は酸化されない、変性しない物質。

5　人の骨の33％は珪素であり、カルシウムだけでは骨質はよくならない。皮膚でも同様で、コラーゲンを支えるのは珪素なので、補充しなければならない。

6　珪素は体内で神経細胞などに取り込まれると、微振動によって遺伝子を刺激し、幹細胞を目覚めさせる可能性がある。特に脳神経細胞を再生しうる可能性がある。

7　珪素はマイナスに帯電しており、プラスに帯電している重金属を引き付けて一緒に排泄することができる。

8　メラトニン、セロトニンを分泌する脳の松果体の構成成分なので、睡眠や精神安定にプラスの作用がある。

がんを防ぎ、がんに勝つ。水溶性珪素は新しい時代の救世主

医師・医学博士　菅野光男

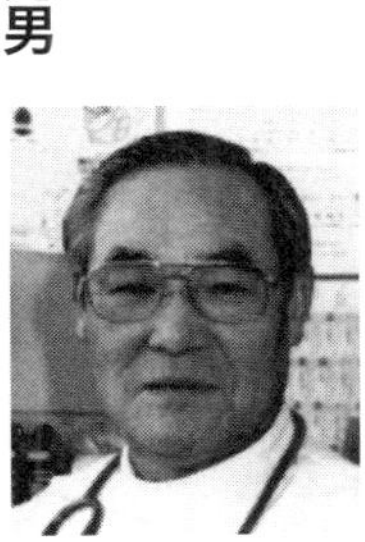

がんは生活習慣病。原因の多くは食事や環境にある

今日本では2人に1人ががんになり、3人に1人ががんで亡くなるといわれています。テレビでも雑誌でも本でも、医者が平気でそんなことをいっています。

医者は病気を治す、あるいは病気にならないようにするのが仕事なのに、何十年たってもがんに対する正しい治療も予防もできずにいます。そして相変わらず、手術、抗がん剤、放射線の3大療法で治療するしかないようです。

もちろん、それで治せる時はいいのです。ごくごく早期発見でがんがみつかり、負担のない手術でとってしまってそれで終われば、いいのです。けれども進行してしまったがん、転移してしまったがん、そして再発してしまったがんに対してあまりに非力

です。

私は何十年も自然と免疫にこだわり続け、現代医療の方法ではがんは防げないし、治せないと思っています。

がんはまず原因を明らかにしなければなりません。

原因としてまず考えてほしいのは、食べ物です。脂肪の多い肉食、化学物質などの添加物たっぷりの加工食品など、日本人の食生活からかけはなれた、自然からかけはなれた食事を何十年も続けていると、体内が酸化され、それを排除する抗酸化物質も作れなくなってしまいます。

またわれわれをとりまく環境も、昔に比べればかなり悪化しています。大事な野菜は農薬で汚染され、水でさえ消毒のために薬品が入っています。多くの人がタバコを吸い大酒を飲み、食品添加物いっぱいの食べ物を食べています。呼吸する空気も汚染され、目に見えない放射線の恐怖もあります。病気を治す医薬品も、安全性において疑問を感じます。

加齢と共に免疫力が下がり、がんの増殖を見逃してしまう

がんに対して最も重要なのは免疫力です。私は何十年も免疫ということを研究してきて、やはり免疫力がなければがんになってしまうし、なってしまったら治らないということを痛感します。

現代医療においては、治療法そのものが免疫力を下げてしまう。これでは治るがんも治らなくなります。

免疫力の要は免疫細胞ですが、これが作られるのが胸腺です。胸腺ではヘルパーT細胞（CD4ともいう）など、がんを発見してがんをやっつける優秀な免疫細胞が作られています。しかし胸腺は加齢に伴って収縮し、免疫細胞があまり作れなくなってしまうのです。

胸腺の働きが衰えた後に、代わって、というか同時に免疫の要となってがんから命を守るのが腸管です。最近だいぶ知名度が上がってきた腸管免疫です。ここでも優秀な免疫細胞が作られています。

しかし腸内環境が悪く、腸で悪玉菌ばかりがはびこるようだと、免疫力はあまり期待できません。腸管をきれいにして善玉菌優位の状態にしておくことが重要です。

免疫細胞は、体中を巡回して、がん細胞を発見次第これをやっつけるのが仕事です。がん細胞は体中でたくさんできているんですが、免疫細胞がそれを片っ端から排除しているので、われわれはがんにならずにすむのです。

それが加齢や環境悪化、食べ物の問題などでがん細胞の増殖を許し、劣勢が続くとがんになってしまいます。

がんにならない食事。がんを回復に導く食事

しかし食事をあらためて、がんにならない食事、がんにならない生活をすることで、免疫力が回復し、がんを予防し、がんになっても治すことができると思います。理想の食事は玄米菜食です。

穀物も精米しない殻のついたもの、米なら玄米がベストです。そして野菜中心の食

事です。お豆腐などの豆製品や海藻も含みます。こうした植物性のものを食べることで、がんを招くようなものは次第に排除されていき、腸管もきれいになります。たとえば血管にこびりつく中性脂肪やコレステロール、細胞内の遺伝子を傷つける活性酸素なども、植物性食品を中心にした食事を続けていくことで排除することができるのです。

植物性の食品とは、いい換えれば食物繊維です。食物繊維をたくさん摂ると、体内はきれいになり、腸管もきれいになり、がんの原因が取り除かれて、免疫細胞も働きやすくなります。

食物繊維は珪素でできている。人間の体も珪素でできている

さてその食物繊維とは何かというと、元素でいえば珪素です。

珪素は単一の元素であり、食べ物でいえば無精白の穀類、大麦やカラス麦など、他

に海藻類、野菜類に多く含まれています。このように並べるとおわかりのように、玄米菜食と珪素は、非常に近い関係にあります。つまり玄米菜食は珪素の食事といってもいいわけです。

しかし現代において、玄米菜食を実施するのはなかなか難しいと思われます。玄米を炊くのは白米を炊くのとは違い、圧力釜などを使うので手間がかかります。また菜食となると、何種類もの野菜を買ってきて、それを洗って調理してとなり、やはり忙しい現代人には、続けるのが難しいかもしれません。

こうした食事が難しい人は、できる範囲で野菜を食べながら、珪素のサプリメントを飲んでもいいでしょう。今は、水晶から取り出した珪素を水溶性にして、誰でも手軽に飲めるようなものがあります。

珪素はこの宇宙、そして地球を構成している物質で、さらに植物や海藻の細胞壁を作っています。そしてそれを食べるわれわれ人間の体も、血管、骨、皮膚、脳など主な部分には、やはり珪素が含まれているのです。

われわれが珪素を食べるということは、われわれの体を作っている栄養成分を食べるということで、細胞を新しくするためには不可欠なことです。

特に血管や神経は珪素が重要な成分であり、新たに補給し続ける必要があります。

免疫の源・胸腺をよみがえらせる

珪素が主要成分になっていて、がんに対して重要な臓器はやはり胸腺です。胸腺は免疫細胞を作り出す臓器であり、通常は加齢と共に衰えていきます。しかし珪素の補給をすると寿命が延び、活性化した胸腺は、年を取っても必要な免疫細胞を生み出してくれます。

前に述べたように、がんに対抗するために重要なのが免疫力であり、ヘルパーT細胞など司令官的な細胞です。他にもキラーT細胞、NK細胞など、がん細胞を攻撃する免疫細胞が、数的にも活動的にも充分でなければなりません。

またがんに対抗するには、同じ免疫細胞でも、マクロファージや好酸球、好中球などの顆粒球より、リンパ球が多いことが重要です。

珪素はマイナスイオンを出して、健康な細胞を守る

がんにならないために、あるいはがんになっていても、珪素は重要な働きをしてくれます。それは常にマイナスイオンを出し続けて、健康な細胞を守ってくれるという点です。

がんを引き起こす有害な物質、あるいは細胞の遺伝子を傷つける活性酸素などは、プラスに帯電していることが多いのです。そして健康な細胞にとりつき、細胞をがん化してしまいます。

しかし体内に珪素が充分に存在すると、それらは健康な細胞の周囲を固め、マイナスイオンで取り囲みます。有害な物質が近づいてくると、そこでプラスとマイナスが結びついて細胞に害が及ばないと考えられます。しかも珪素がある限りマイナスイオンが供給されるため、がん化を引き起こす物質はマイナスイオンが阻止してくれるのです。

これがいわゆる抗酸化です。珪素は酸化する物質と結びついて、細胞を酸化から守っ

てくれます。

がんの原因物質を吸着して排出する。抗酸化はデトックスでもある

珪素は食物繊維であると述べましたが、食物繊維の特徴は、体内で老廃物や不要なものと結びついて一緒に体外に排出されることです。便通をよくし、有害な物質や過剰な物質を外に出してくれます。

たとえば有害な重金属や化学物質、がん化をまねく過剰な物質など、体内に留め置きたくないものを食物繊維が吸着し、排出します。いわゆるデトックス効果を持っているわけです。

抗酸化も働きとしては同じで、酸化しようとする物質と結びついて、プラスマイナスゼロにしてくれます。不要なもの、害のあるものをゼロにしてくれるのですから、排毒と同じ効果です。

近年、珪素は健康効果の高い物質として、しかもそれが元素であるということで大きな注目を浴びています。

しかし珪素が実際に難病に苦しむ人を救うようになるまでには、研究と開発の長い時間がかかっています。珪素が素晴らしいものであるといっても、鉱物をそのまま体内に入れても吸収されません。どんなに細かく粉砕しても不可能です。

そこで考えられたのが水溶性の状態です。鉱物を水溶性にする、水晶が水溶性になるというのは自然の状態ではほとんどありえないのですが、非常に稀に起こります。地中深く、火山の地殻で高温になり、自然に融解して水の状態になった珪素が、本当に稀ですが発見されることがあります。

今日、それと同じことが人間の技術力でできるようになりました。水溶性になって初めて珪素は、体内で最高に活用されます。その恩恵を、ぜひ多くの方に体験していただきたいと思います。

可能性は無限に広がる。直感で感じる水溶性珪素の効果

医療法人ヒグチ歯科医院　CEO　樋口正弘

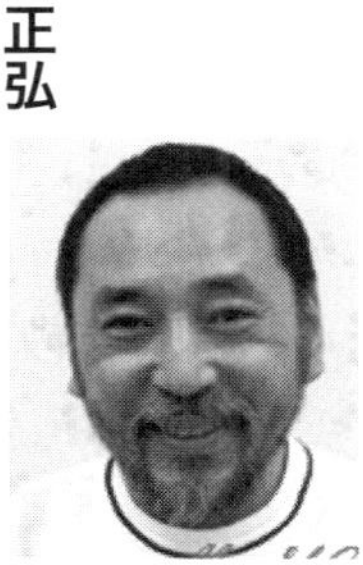

食事もできないほどの口内炎が1日で回復

私は当初、珪素という元素が、治療に使えるとか健康に役立つなどとは考えていませんでした。珪素と聞いても、Siという化学記号くらいしか思い浮かばなかったというのが正直なところです。

しかし水溶性珪素の開発者の金子所長にお会いしてお話を聞き、日本珪素医療研究会に参加して研究発表や体験談などを聞いて、これは面白いなと思いました。

私は歯科医ですので、口腔内の疾患全般を治療します。研究会で得た情報から、珪素、特に水溶性珪素は、口腔内の傷や炎症に使えるのではないかと思い、口内炎の患者さんに勧めてみたのが始まりです。

初めて使っていただいたのは10歳くらいのお子さんだったのですが、かなり重度の口内炎で、食事もできない状態で来院されました。口内炎の重度のものは、通常はレーザーで患部を焼きます。するとかなりよくなるんですが、その患者さんは一向に回復しませんでした。矯正治療をしていたので、ワイヤーをはずして治療することも考えたんですが、思い立って水溶性珪素を使っていただくことにしました。

使い方はうがいです。水溶性珪素を入れた水を口に含んで、できるだけ長い時間うがいして、水は捨てないでそのまま飲んでもらいました。すると驚いたことに、翌日もう口内炎はかなりよくなっていたんです。食事もできるようになったそうです。お母さんが涙ぐんで喜んでくれて、「先生、ご飯が食べられるようになりました」といってくれました。やはり小さいお子さんですので、痛がるのは可哀想だし、食事ができないのは心配です。

通常の治療で効果がなかったものが、たった1日で、うがいだけであれだけ回復したのですから私も驚きました。

またある時、アフタ性口内炎といって、舌や歯茎、ほほの内側などに大きな口内炎がいくつもできて困っている60歳の患者さんが来院したことがあります。薬局の薬を色々試しても全く効かず、悪くなる一方だったそうです。やはり痛くて食事ができず、栄養失調になってしまうので点滴をするほどの状態でした。

この方にもやはり水溶性珪素でうがいしてもらいました。口腔内全体に広がっていたので、1日に何回となく、できるだけ長時間うがいをして、水は飲んでもらいました。のどを洗うような普通のガラガラうがいではなく、舌を使ってグチュグチュと口腔内に水溶性珪素がまんべんなく回るようなうがいです。

すると翌日には、かなり回復されていました。食事ができるようになったのです。これには驚きました。即効性と言っていい、やはり効くんだと思いました。

口内炎もそうですが、これまでの水溶性珪素の研究からも、やけどなど皮膚表面のトラブルにはかなりいいのではないかと思います。

余命数ヶ月の肺がん　原発巣が消滅してすっかり元気に

私の知人で患者さんでもある方なのですが、56歳で末期の肺がんが見つかったんですね。余命3～4ヶ月と宣告されていました。私にできるのは歯と口腔の治療だけなのですが、試しに水溶性珪素を勧めてみました。

その方は病院の薬がきらいで、一切飲んでいなかった。抗がん剤も飲んでいなかった。水溶性珪素だけを飲んでいました。1日に10㎖から25㎖くらい飲んでいたと思います。するとしばらくして検査したところ、肺のがんがなくなっていたそうです。

肺がんは転移しやすいのが特徴ですが、転移したものはまだあるそうです。しかし肺の原発巣はなくなったということです。体調も顔色もよくなっていました。

もともと空手をやっていた人なので、体力はあるし、元気な人です。その人は「珪素のおかげ、先生のおかげです」といってくれています。腫瘍マーカーも正常値になったと話しておられたので、私は再度びっくりしました。

糖尿病のヘモグロビンA1cが7・0になりインプラント治療が可能に

インプラントという治療があります。手術による治療なので、患者さんの体調全般を考慮しなくてはなりません。特に糖尿病のような持病がある人は要注意で、1つの目安としてヘモグロビンA1cの数値が7・2以下でなければならないという歯科医の暗黙のルールがあります。もし7・2より上ならば、いったん治療で数値を下げないとインプラントはできません。

なぜヘモグロビンA1cを下げなければならないかというと、糖尿病の方というのは、感染を起こしやすいからです。インプラントの定着もよくありません。ですのでまず糖尿病を落ち着いた状態にしてからということになります。

その患者さんは70歳で糖尿病を患っていて、ヘモグロビンA1cが7・6〜8・2ありました。これを落ち着かせようと治療をいくら頑張っても、7・3より下がらない。困ってしまって私が勧めたのが水溶性珪素です。これを飲み始めると、ヘモグロビンA1cが7・0にすっと下がりました。薬でダメだったのが、水溶性珪素で下がったのです。おかげで無事にインプラントを設置することができました。

それからもう3年以上になりますが、今もメンテナンスで来院されていて、水溶性珪素を使っておられます。

この方は健康食品の会社を経営しておられるので、その分野では専門家です。水溶性珪素についても知っておられると思います。その方が治療後もずっと続けて飲んでおられるのですから、効果も感じ、信頼しておられるのだと思います。

九州・安心院《あじむ》の人が元気なのはなぜ?!

私は九州・博多に歯周病の研究のために通っております。この分野では第一人者の先生がおられるので、定期的に足を運びレクチャーを受けています。その中で感じることなのですが、とにかくその先生がお元気なのです。

それなりのお年ですが、全く年を感じさせない。疲れ知らずで、夜遅くまで飲んでも翌朝ケロっとして仕事をしている。一体なぜなんだろうと思っていたところ、その先生は安心院に住んでおられることがわかりました。

安心院というのは、日本一豊富な珪素を含んだ天然水が採れるところです。地元の人はその水を毎日直接、あるいはお茶や料理に使って飲んでいるわけです。そしてやはり元気な人が多いです。

これは私の直感なのですが、その先生の元気の秘密は、安心院の水にあるのではないかと思うのです。次回九州に行く時に、ぜひ確かめてみようと思います。

治りにくい歯周病にも水溶性珪素。可能性は無限に広がる

最近、水溶性珪素が歯周病に効果があるのではないかと思って、治療で使い始めています。歯周病は、単独であれば決して治りにくいわけではありません。しかし糖尿病のような持病があると、いったん治まっても再発しやすいし、治りにくいです。歯周病は糖尿病の合併症としては6番目に発症しやすい疾患です。

実際に歯周病に水溶性珪素を使ってみると、やはり効果があるという感触を得てい

ます。ただし他の薬などと併用するとどうか、水溶性珪素のみだとどうか、といった色々な要因が絡んでくるので、今データを整理しながら試しているところです。

私は医師ですので、基本的に科学的にものごとを考える立場です。それはもちろん重要ですが、直感も大事だと思っております。証拠（エビデンス）を積み上げて答を出すというより、はじめに答があって、エビデンスは後からついてくるものではないかと思うのです。

もちろん最初の答が間違っていたらエビデンスも積み上がらないので、それは「間違い」と判断します。しかし直感がなければ、答の方向が見えません。そういうわけで私は、自分の直感を優先する方です。珪素に関しても、まず「効く」というのが一番大事です。

水溶性珪素は高齢者にもよいと思います。高齢者の死因として一番多い誤嚥性肺炎の予防には、口腔の健康状態が非常に大切です。

水溶性珪素は、今後さらに可能性が広がります。可能性は無限だと思います。

第4章

水溶性珪素 Q&A

Q 珪素とは何ですか?

珪素は元素記号でSi、原子番号14番、英語ではシリコンです。地球上で酸素についで2番目に多い物質です。酸素は地球の空気の成分ですが、珪素は地殻、つまり地球本体の成分で、体積では6割を占めています。地球は、ほぼ珪素でできているといっても間違いではないでしょう。

珪素が単体で存在することはなく、多くは酸素と結びついて二酸化珪素 SiO_2 として存在しています。珪素が最も多く含まれる鉱物は石英で、中でも珪素の含有量が多いのが水晶です。

Q 珪素は石や岩のようなものですが、そんなものを飲んでも大丈夫ですか？

石や岩、つまり鉱物はミネラルです。われわれは鉄、カルシウム、カリウム、亜鉛、ヨウ素、マグネシウムなどたくさんの元素を、健康によいとして摂取しています。珪素もそうしたミネラルの一種ですので、飲んでも大丈夫です。ただし石を粉々に砕いたものを食べても身体には吸収されませんので、水溶性であることが重要です。

珪素は、これまで健康効果があることがよくわからなかったのですが、最近研究が進み、日本でも認知度が上がってきました。欧米では珪素の知名度は高く、特にドイツでは必須栄養素の1つとされています。家庭の常備薬のような栄養剤として、多くの家庭に置かれています。

Q

水晶のような硬い石をどうやって飲むのですか?

水晶をいくら細かく粉砕しても、飲用には向きません。体内で吸収できるように水溶性に加工したものでなければ、効果は得られないでしょう。

珪素を使った良質なサプリメントは、水晶を高温で熱してガス化し、回収して水溶性の液体にしたものが多いようです。水溶性珪素は、非常に細かい分子になっているため、飲んでも全く粒子はなく、味もほとんどないミネラル水といったところです。

Q

水溶性珪素に健康効果があるのですか？

珪素は、われわれの体を作っているミネラルの一種です。たとえば髪の毛、骨、歯、皮膚、血管、内臓全般の成分には珪素が含まれています。特に骨や皮膚のコラーゲンの一部であり、組織を固める接着剤のような働きをしています。したがって珪素の健康効果の第1番は、こうした体の組織の成分になることです。

また珪素には高い抗酸化作用があり、活性酸素の害を除去する働きがあります。活性酸素は生活習慣病をはじめとする様々な病気の原因です。われわれの体内にも抗酸化物質は存在しますが、年齢と共に失われてしまいます。また忙しい、生活が不規則、食事の栄養バランスが悪い、タバコを吸う、大酒飲みといった人は、活性酸素の害を受けやすいので、水溶性珪素のような抗酸化物質は役に立つでしょう。

さらに珪素には免疫力を高める働きや、直接ウイルスなどを排除する免疫力そのものもあるので、様々な病気から身を守るために役立つといえます。

Q 万病のもとといわれる活性酸素とは何ですか？

人間は呼吸によって酸素を取り入れて利用しています。吸い込んだ酸素の98％は体内で有効利用され、残り2％が活性酸素という不安定で厄介な酸素に変わってしまいます。

活性酸素は構造上、不安定な電子を持ち、「酸化」という化学反応をまねきます。酸化は細胞のみならず、遺伝子まで傷つけることがあります。そのため活性酸素は、ほとんどの病気や老化に深い関係があるとされています。

水溶性珪素は、活性酸素の不安定な電子と結びつき、その害をゼロにする働きを持っています。

Q 活性酸素はどんな病気に関わっているのですか？

活性酸素は全身の細胞を酸化させ、様々な生活習慣病を引き起こします。

たとえば血管においては動脈硬化です。酸化した血管は硬くなり、血液の流れが悪くなり、詰まりやすくなります。コレステロールや中性脂肪も酸化することで劣化し、血管の内壁にこびりつきます。

他にも中性脂肪が増加する高脂血症や高血圧、またがんも生活習慣病です。糖尿病は発症や進行に活性酸素が深く関わっています。

しかし水溶性珪素は、活性酸素の害を未然に防ぐ力があるので、発症や進行を抑え、回復につなげることができます。

Q 水溶性珪素は骨や関節によいというのは本当ですか？

アメリカで行われたフラミンガム子孫研究という大規模な健康調査で、珪素の摂取が多い人は、少ない人より骨密度が高いという結果が出ました。

この調査は珪素というミネラルの重要性を知らしめた初の調査として、その後の医学と栄養学に大きな影響を与えました。骨のためにカルシウムやコラーゲンをたくさん食べても、珪素が足りなければいい骨にはならないようです。

年を取ると、骨からカルシウムが溶け出してしまう骨粗しょう症になりやすいのですが、カルシウムだけを補給してもいい骨にはなりません。骨を丈夫にするには、カルシウムと併せて珪素が不可欠です。

Q 水溶性珪素はがんにも効果があるのですか？

珪素ががんを治すかといえば、それは不可能です。しかし予防と回復の手助けであれば充分役に立つといえるでしょう。

がんは、遺伝子についた傷が原因で起こる細胞の突然変異から始まります。遺伝子に傷をつける張本人は活性酸素です。とすれば高い抗酸化力で活性酸素の害を除去する珪素は、がんの予防に役立つといえます。また珪素はマイナスに帯電していて、有毒な重金属などを吸着して排出することがわかっています。がんの原因となる物質の除去にも役立つわけです。さらに珪素は免疫力の強化に関して多彩な働きをします。

がんは免疫細胞が弱体化し、がん細胞を見逃して増殖を許すことで発症するといっても過言ではありません。珪素は免疫細胞の増産や活性化を助け、血流をよくしてがん細胞の発見を助けます。さらにがんによって、あるいはがんの治療によってダメージを受けた組織の修復や再生、あるいは再発予防などにも力を発揮します。

Q 水溶性珪素はアルツハイマー病やパーキンソン病に効果があるというのは本当ですか？

がんと同様に、水溶性珪素がアルツハイマー病やパーキンソン病を治すかというと、それは難しいでしょう。ただし水溶性珪素の摂取で、パーキンソン病の症状が改善したという症例が、日本珪素医療研究会などにいくつか報告されています。

アルツハイマー病とパーキンソン病は、共通点が多い病気です。どちらも高齢者に多く、脳神経のミトコンドリアという小器官の異常と、そこで発生する大量の活性酸素による組織の破壊がみられる点です。

繰り返すと水溶性珪素は、抗酸化力が高く活性酸素の害を除去することができます。また血管、神経、ミトコンドリアの成分として、これらの修復や再生を担うことができます。

こうした特長から、水溶性珪素は、アルツハイマー病やパーキンソン病の進行を遅らせたり、症状の改善に一役買っている可能性はあります。

Q　抗酸化力は年齢と共に衰えていくというのは本当ですか？

残念ながら本当です。われわれの体には、本来、活性酸素が起こす酸化作用を中和する抗酸化力が備わっています。たとえば酵素やビタミンなどは、頼もしい抗酸化物質です。

しかし体のあらゆる機能が年を取り、20歳くらいをピークに、次第に活性酸素を除去する力が衰えていきます。それと共に健康にも問題が起きやすくなり、生活習慣病になりやすくなります。

しかし生活習慣をあらため、特に食事に気をつければ、抗酸化力の低下を遅くすることが可能です。そして水溶性珪素のような全身のあらゆる臓器、組織の再生を助ける物質を意識して摂取することで、さらに抗酸化力を保つことができるでしょう。

Q

水溶性珪素はどうやって飲めばよいですか？匂いやくせはありませんか？

水溶性珪素を、普通の水に数滴垂らして飲んでください。水、お茶、コーヒーなど何に入れてもかまいません。無味無臭とはいえませんが、気になるほどの味や匂いはないといっていいでしょう。ミネラルが豊富な輸入ものの水に似ています。

珪素は、加熱しても何と併せても変性しない物質です。

薬ではないので、1日にこれだけの量といったはっきりした目安はありません。クリニックなどでドクターが勧めているのは、1日10㎖くらい。これを飲み物に混ぜて、何回かに分けて1日で飲み切るというケースが多いようです。

実際は飲用する人が、自分で試しながら飲む量を決めているようです。

Q 常用している薬があります。水溶性珪素を薬と一緒に飲んでも大丈夫でしょうか？

大丈夫です。多くの医師が、患者さんの治療をしながら水溶性珪素を飲んでもらっています。今のところ医薬品との併用で問題が起きた例はありません。もちろん、かかりつけの医師に相談できれば一番安心です。

Q 他にもサプリメントを飲んでいます。水溶性珪素を一緒に摂取してもかまいませんか？

水溶性珪素は変性しないことが特徴なので、他のどんなものと併用しても問題はありません。多くの医師が、医療現場で患者さんに飲用してもらっていますが、何種類ものサプリメントと一緒に使用しても大丈夫だとのことです。

ただし健康食品の中には、時としてあやしげなものや有害なものもあります。健康維持のためには、そうしたものをしっかり見極めることも大切です。科学的な検証がしっかりしていて、医師などの専門家が認めたものを選びたいものです。

その点水溶性珪素は、多くの医師が医療現場で使用し、日本珪素医療研究会のような専門の学会で研究が行われています。エビデンス（証拠）において、これ以上の安全性はないでしょう。

Q 水溶性珪素は、安全性において問題はありませんか？

本書2章の後半に、水溶性珪素の安全性試験が紹介してあります。急性経口毒性試験、遺伝毒性試験などで全く問題がなく、口から飲用した後の体内動態もわかっています。水溶性珪素を口から飲用すると、120分で血中濃度が最高になり、3時間から6時間かけて尿から排泄されていきます。体内に蓄積されないということは、ミネラルとしては安心な性質だといえます。

一般の健康食品の多くは、こうしたヒト体内での成分動態が不明瞭です。健康イメージが強いカカオ・ポリフェノールですら、実は体内ではほとんど吸収されず、排出経路もわかっていません。

その点水溶性珪素は、確実に腸管吸収され、尿から排出されることから、その安全性は確かだといえるでしょう。

Q 市場には多くの水溶性珪素商品がありますが、どれを選べばよいですか？

珪素ブームの到来によりたくさんの水溶性珪素の商品が販売されています。中には珪素含有量がとても少ない商品もあるので注意が必要です。似たような商品がたくさんありますが、それぞれ製造方法が異なります。販売会社に問い合わせて製造方法や販売実績、その商品に豊富な機能性エビデンスや確かな安全性データがあるのかを確認してください。また、日本珪素医科学学会や日本珪素医療研究会の先生方が使用されている水溶性珪素と同じものなのかも確認をされたほうが間違いないでしょう。

エピローグ

万能の元素・水溶性珪素の可能性が広がる

珪素はわれわれの体を構成する重要な成分です。また様々な病気を防ぎ、回復をはかる多彩な働きを持っています。

まずは強い抗酸化力です。あらゆる病気や老化の原因とされる活性酸素。その害を中和、除去し、細胞の傷を防ぐのが抗酸化力です。

あるいは免疫力を高める力。珪素は免疫を司る胸腺や脾臓の働きを活性化し、免疫細胞の働きを強化します。珪素そのものにもウイルスや細菌を弱らせる力があり、免疫の相乗効果が得られます。このことは、人類の宿敵であるがんの予防や治癒への大きな力になるかもしれません。

ユニークなのが、60兆個あるという細胞内にあるミトコンドリアを活性化することです。ミトコンドリアは、人間が生きていくためのエネルギーを作るミクロの発電所。これが正常に働かないと、その細胞と臓器の働きが低下してしまいます。

他にも血管を丈夫でしなやかにして動脈硬化を防いだり、骨や関節を丈夫にし、肌や髪の毛を若々しく保つなど、珪素の働きは枚挙にいとまがありません。

こうしてみると珪素は、現代人の健康に役立つ万能の元素ではないかと思わせます。しかし珪素という物質は、自然の状態では硬い鉱物です。石英や水晶など純粋な珪素ほど硬く、そのままでは人間の体には吸収されません。どれほど粉砕しても、消化吸収は不可能です。

そこで今日では、珪素の塊である水晶を、高温で溶かしてガス化し、水溶性にした珪素が作られるようになりました。これによって硬い鉱物であった珪素は、人間の消化器で消化吸収され、全身のすみずみの細胞に届くようになったのです。

水溶性珪素は、珪素本来の力に人間の英知が結合した万能の元素です。これからさらに研究が進み、多くの症例が集まり、可能性が広がっていくことは間違いないでしょう。

日本珪素医療研究会

医師及び医学博士のみで構成され、現代の西洋医学・東洋医学また医療最先端施設、医療機器など、その他の医療・治療医学の中で、現段階で治療困難となる病気に対して珪素を活用した医療を提案し、それぞれの治験結果を発表することを通じて、会員相互が知識の向上をはかり、その知識の活用を全日本及び全世界へ普及することを目的とする組織。協賛企業の出資のもと、運営がされている。

＜お問合わせ先＞

日本珪素医療研究会事務局

TEL 03-3510-7050 ／ FAX 03-3510-7059

Eメール ▶ info@keisoiryou.biz

Webサイト ▶ http://keisoiryou.biz/

協賛企業一覧

株式会社リンクス
株式会社デイマート
株式会社 life park.biz
アンレーヴ
株式会社一條
サティライズ株式会社
株式会社メディエーションズ
株式会社いい毎日
株式会社ウイング
株式会社共栄商会
珪素研究会
株式会社ドクター104
株式会社 W・W・S
株式会社ナカムラ企画
株式会社ベストプラス
日本電医研株式会社
日本珪素医科学学会
株式会社 APAコーポレーション

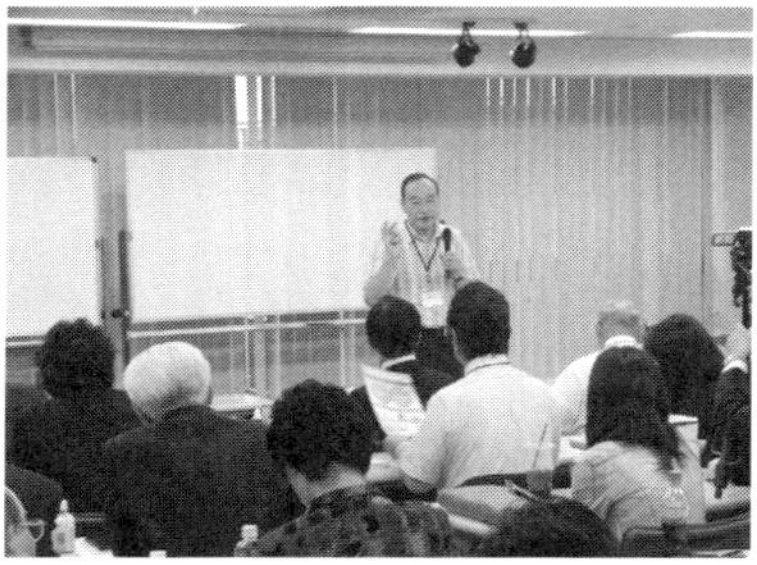
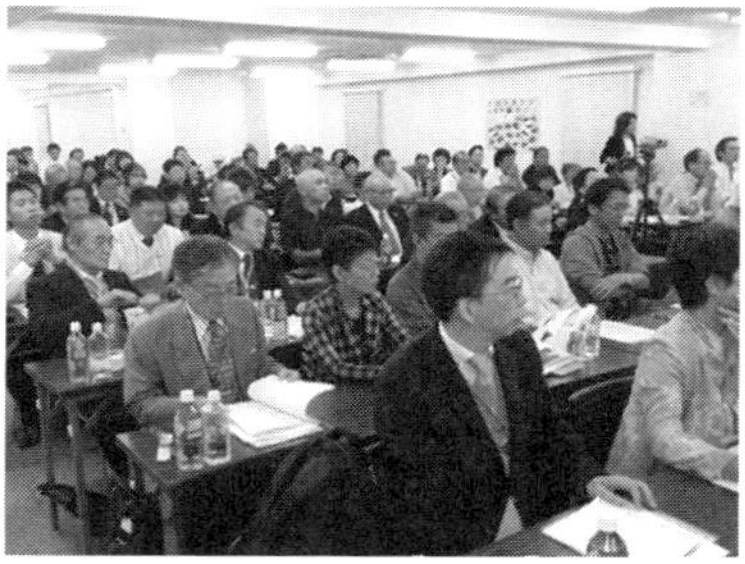
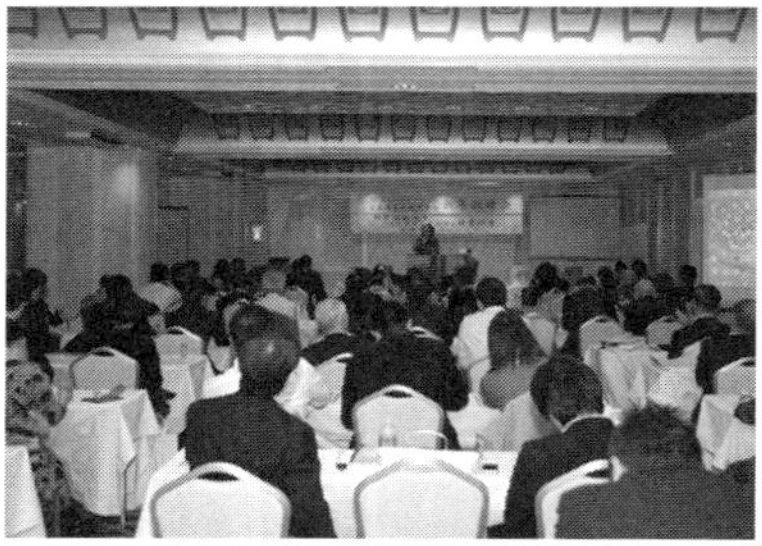
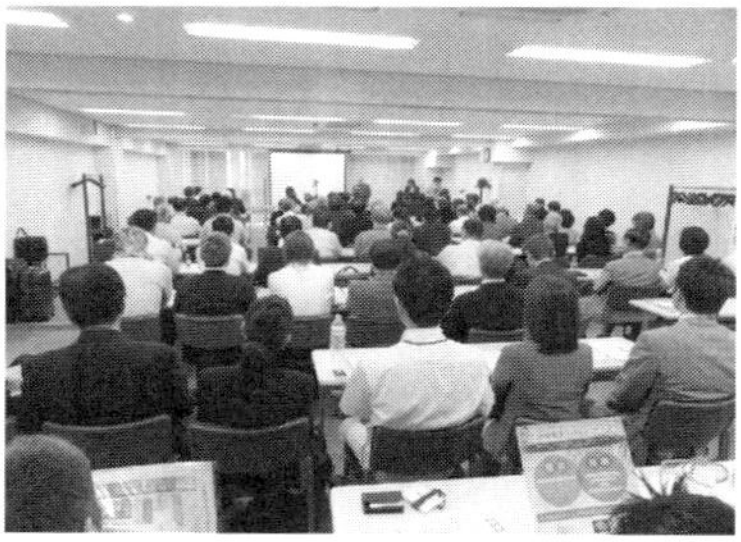

日本珪素医科学学会　学術発表会の様子

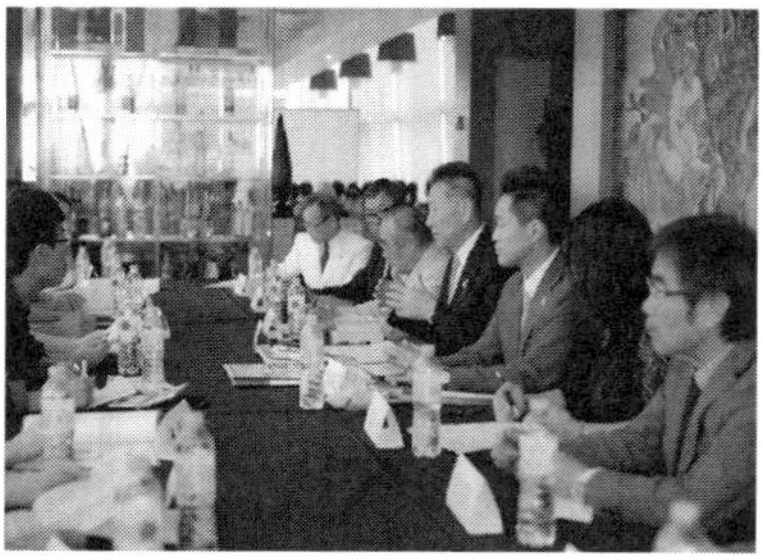
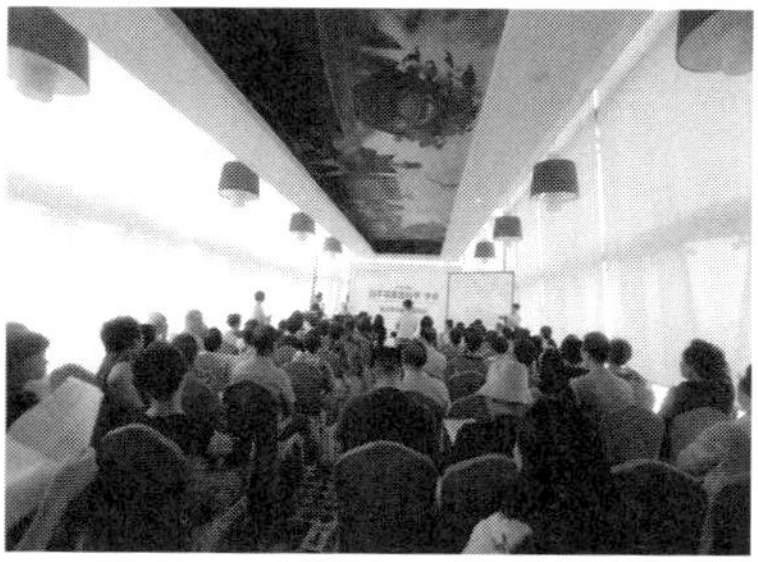
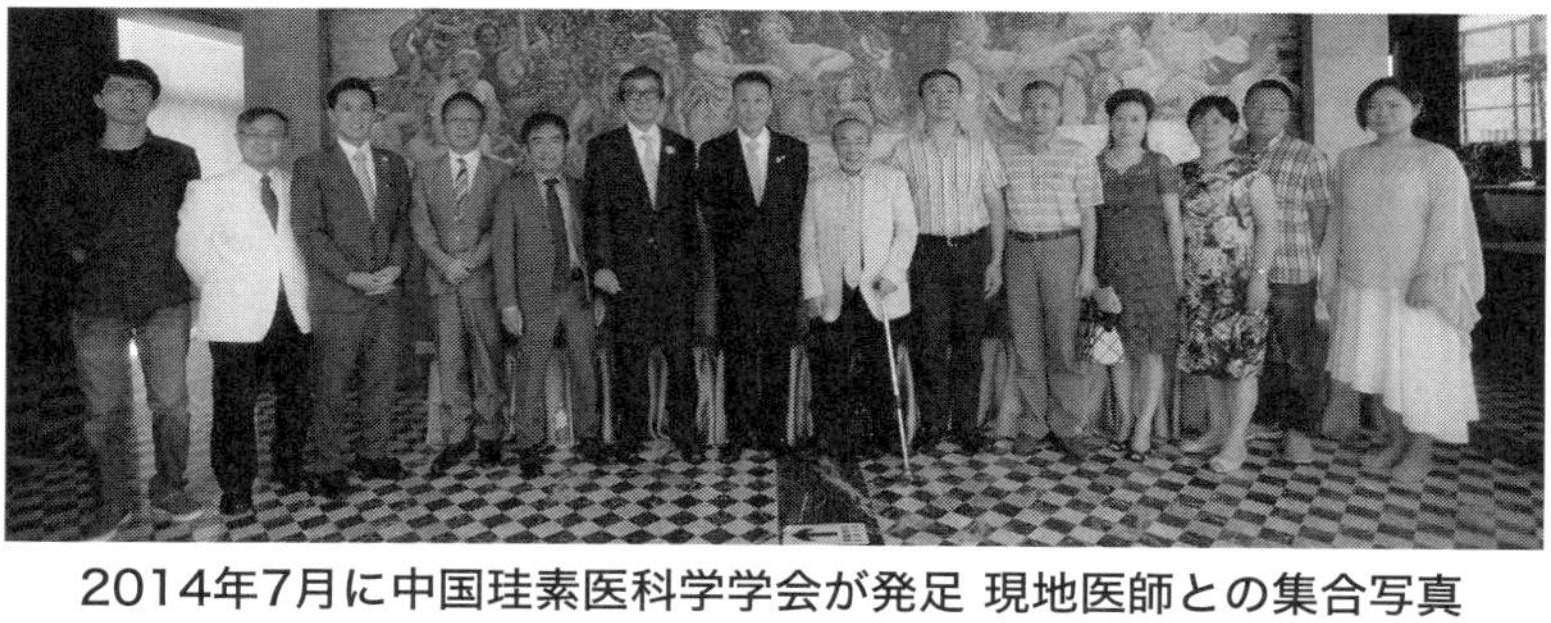

2014年7月に中国珪素医科学学会が発足 現地医師との集合写真

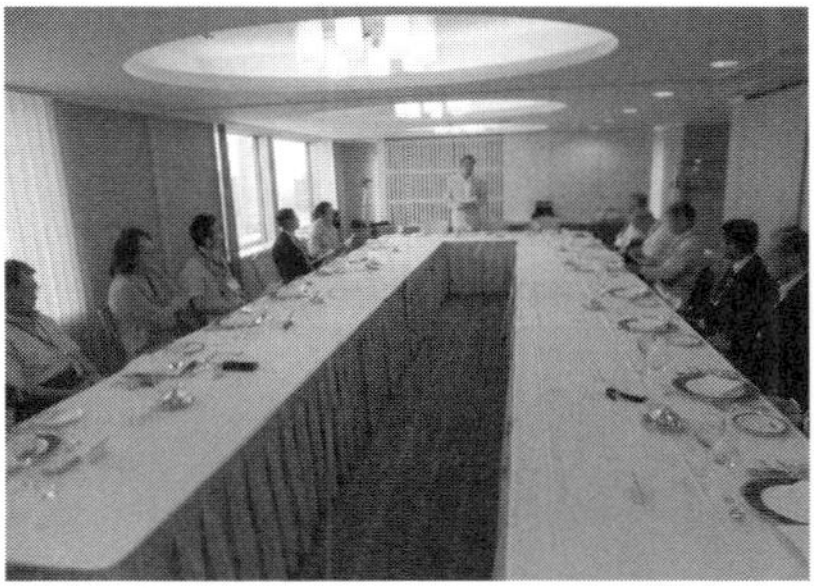
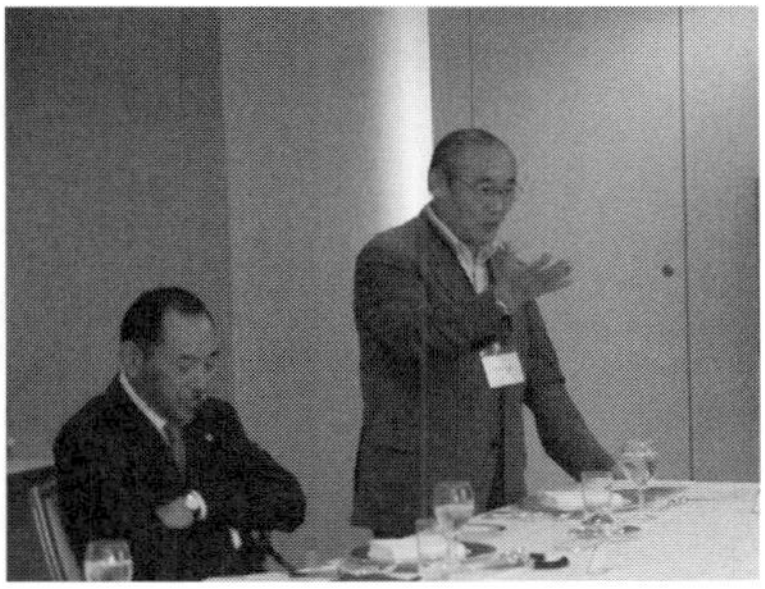
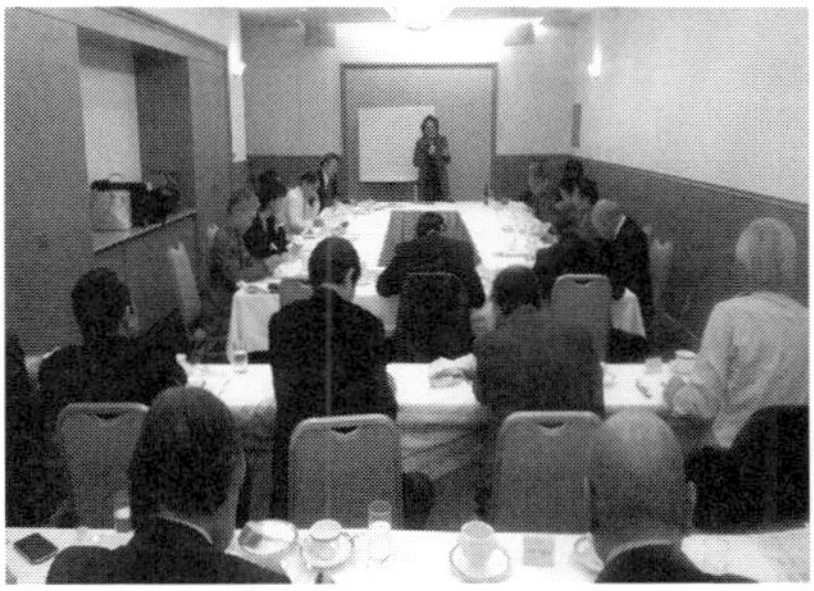
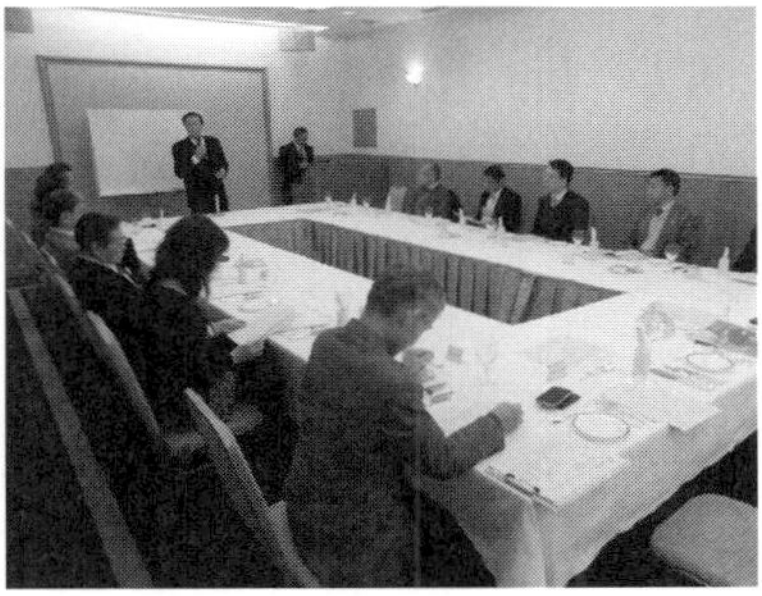
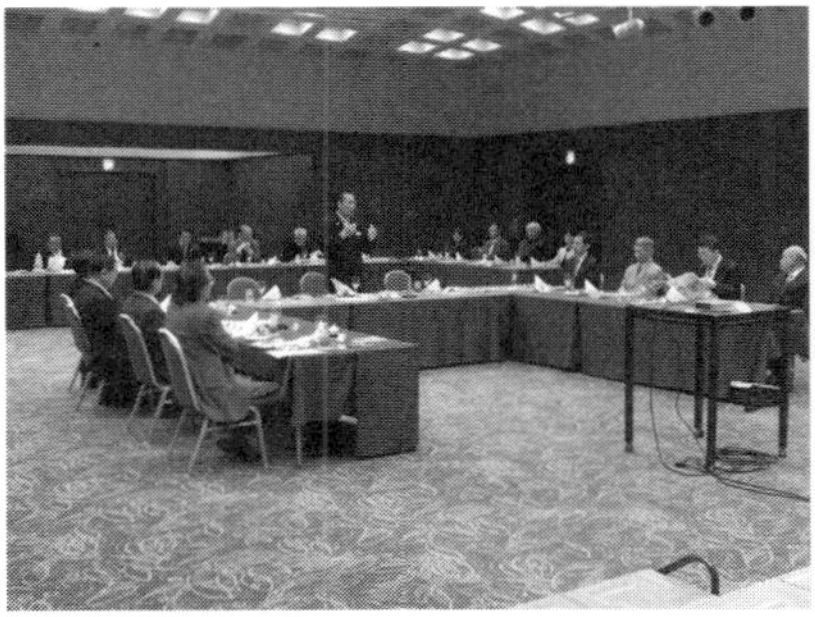
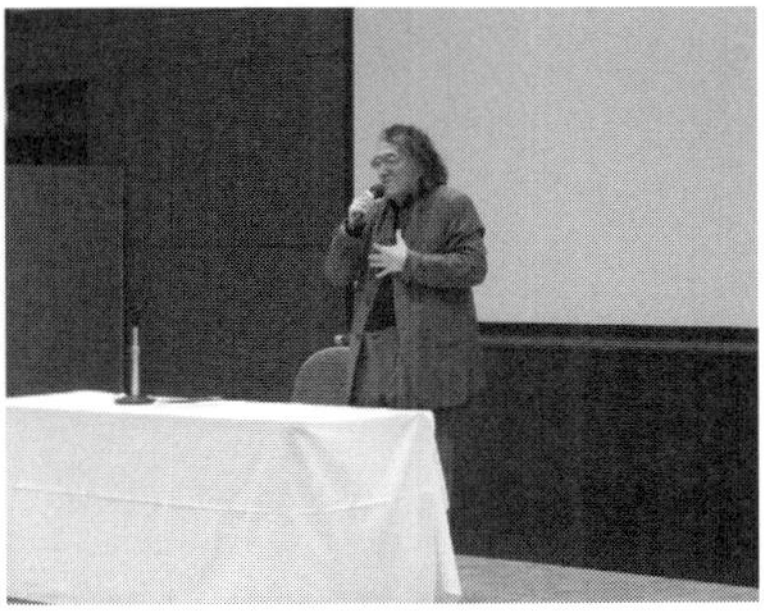
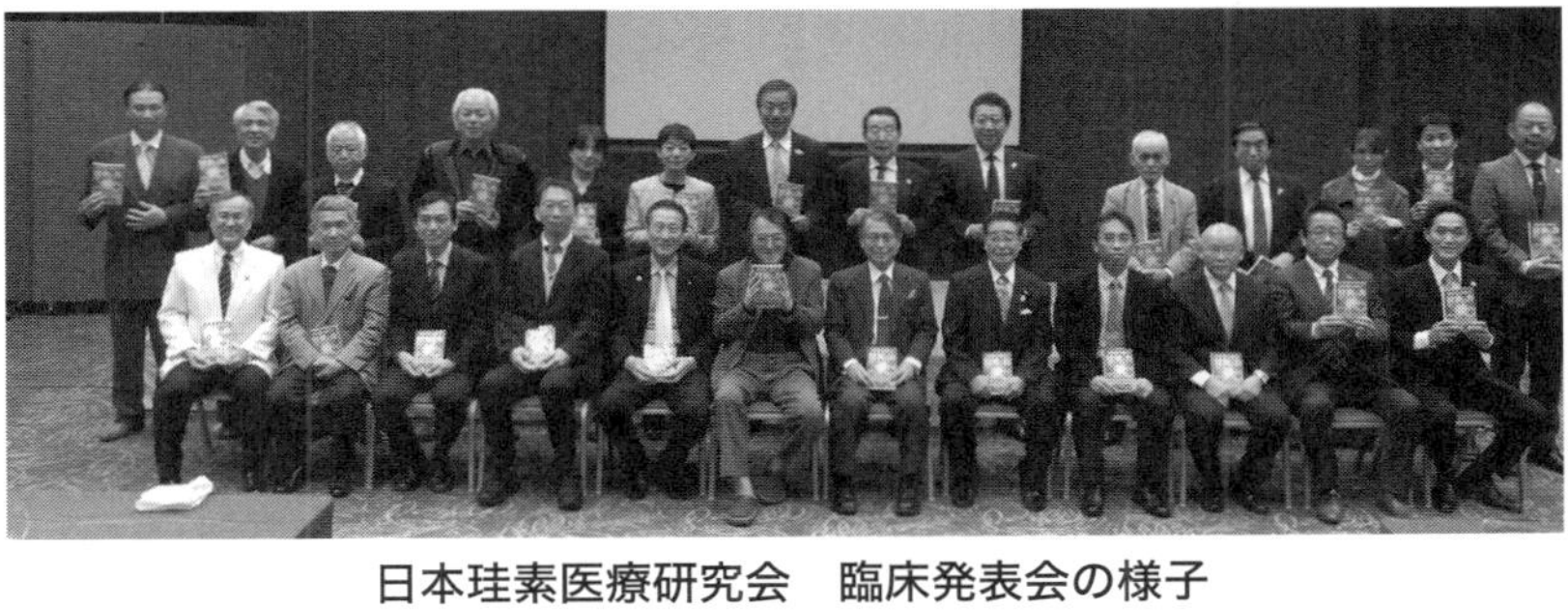

日本珪素医療研究会　臨床発表会の様子

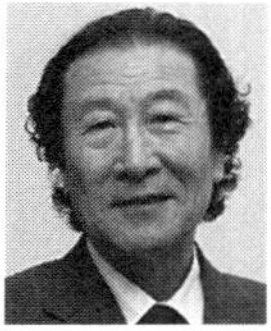

金子 昭伯
日本珪素応用開発研究所　所長
〒445-0891　愛知県西尾市下町七長 10-1

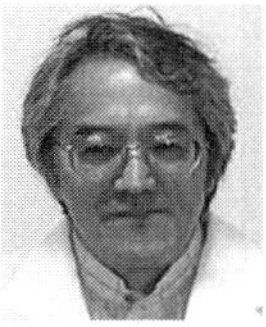

細井 睦敬
クリニック細井皮膚科　院長
〒812-0054　福岡県福岡市東区馬出 1-2-21
第２岡部ビル2F
電話：092-632-2760

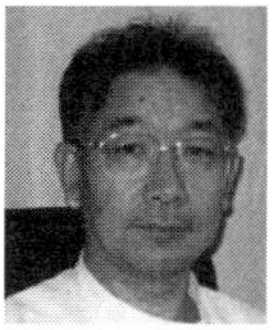

藤沼 秀光
藤沼医院　院長　医学博士
〒329-0523　栃木県河内郡上三川町梁 347
電話：0285-53-7105

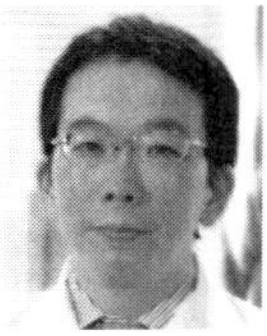

内藤 眞禮生
ブルークリニック青山　院長
〒107-0052　東京都港区赤坂８丁目 5-32
電話：03-6434-0085

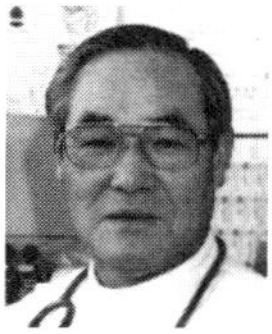

菅野 光男
伊豆東部総合病院　内科医
〒413-0411　静岡県賀茂郡東伊豆町稲取 17-2

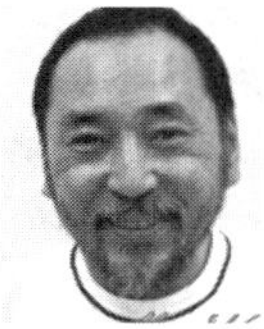

樋口 真弘
医療法人ヒグチ歯科医院　院長
〒596-0803　大阪府岸和田市東大路町 287
電話：072-445-8808

医師が臨床する 珪素《けいそ》の力

発行日　2015年2月20日　第1刷
　　　　2019年6月14日　第3刷

定　価　本体1300円＋税
編・監修　日本珪素医療研究会

発　行　株式会社 青月社
〒101-0032
東京都千代田区岩本町3-2-1 共同ビル8F
TEL 03-6679-3496　FAX 03-5833-8664

印刷・製本　株式会社シナノ

ISBN 978-4-8109-1283-8